1日1分見るだけで
目がよくなる
28のすごい写真

眼科専門医
林田康隆

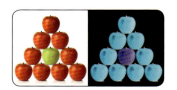

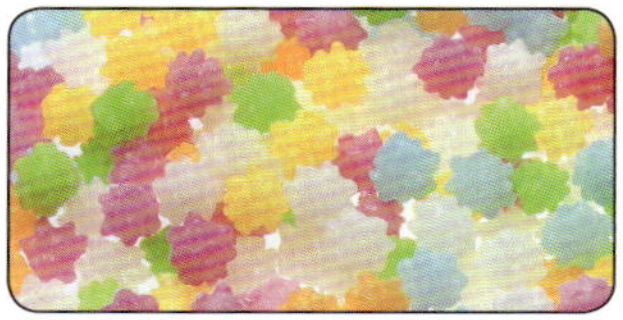
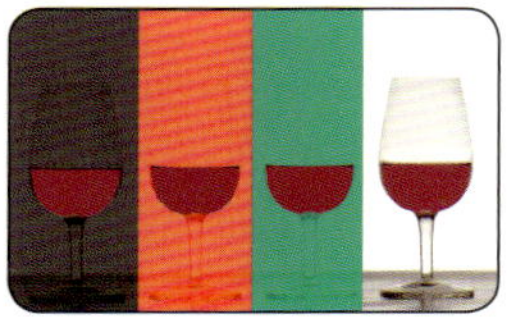

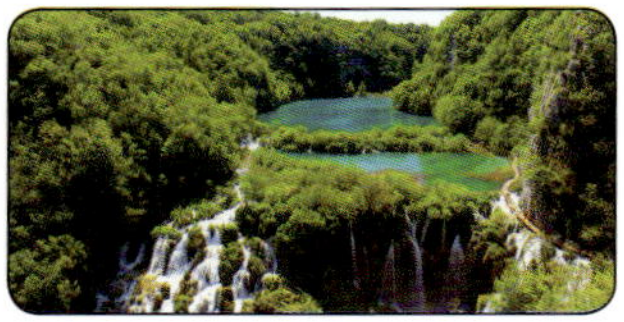

アスコム

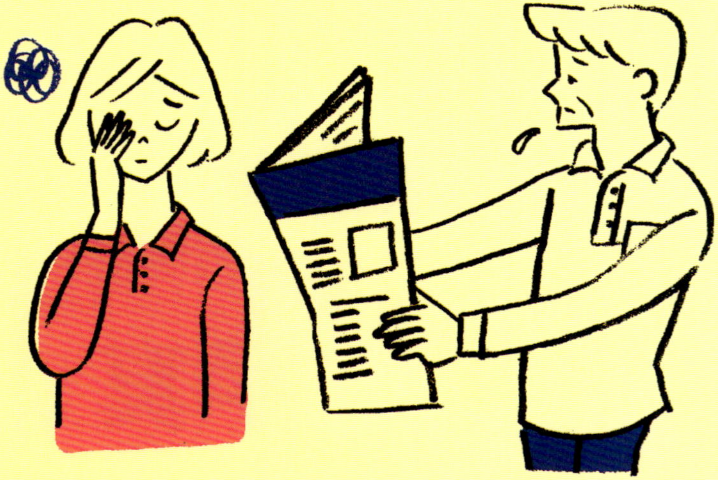

もう、よくならないと
諦《あきら》めていませんか？

近視・老眼・
疲れ目・
ドライアイ……。

目をよくしたいと思って
今までいろいろ試してみた人も
多いのではないでしょうか。

これまであった方法だと
なかなか視力が改善しなかった。
——それって、このようなことが
原因ではないですか？

・面倒くさい
・難しい
・楽しくない

……などなど。

でも、大丈夫なんです！

そんな人のために、
この本はあるのです。

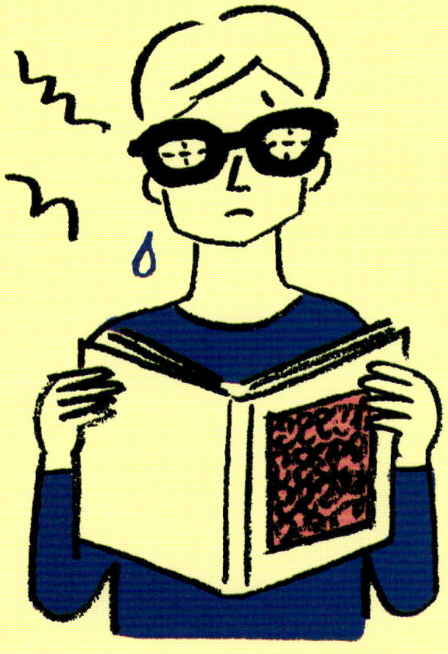

目がよくなるための
ポイントはこの2つ!

その1

目の奥の"ピントを合わせる筋肉"をきたえられる。

目の不調は、水晶体の厚みをコントロールしてピントを合わせる「毛様体筋《もうようたいきん》」という筋肉のコリも大きな原因。近くのものと遠くのものを交互に見てコリをほぐす「遠近トレーニング」を行えます。

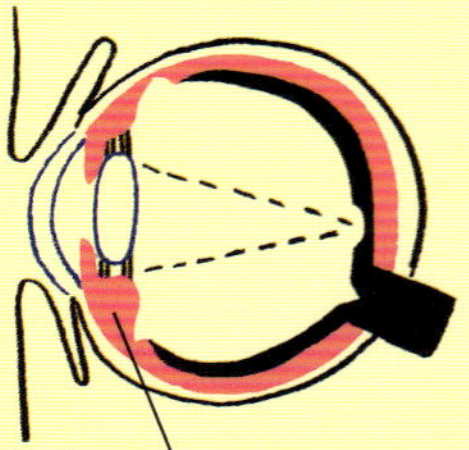

その2

"脳内視力"をきたえられる。

光の明暗を切り替えたり色彩を判断する視神経の働き、目に入った情報が脳に正確に届くかどうかなどの、いわゆる「脳内視力」は年々低下していきます。毎日トレーニングすることできたえられるのです。

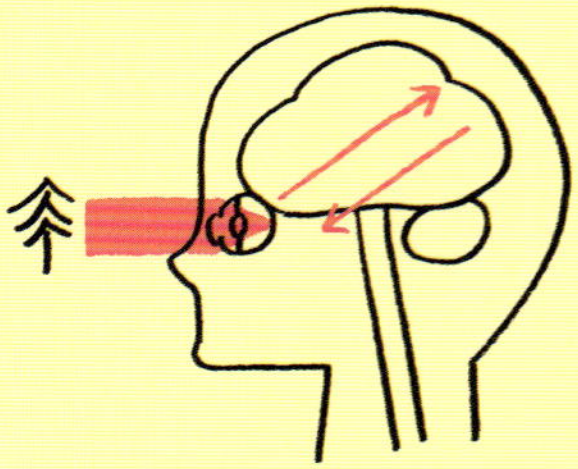

この2つの効果が得られるように開発されたのが本書オリジナルの**目がよくなる写真**なのです。

さらに、この本は写真だけでなく、
他にもたくさんの工夫をしています。

・印刷↓
色彩、ディテールを極限までリアルに再現！
特殊な印刷を施しました。

・紙質↓
目に優しい特殊なコート紙を採用。

・開きやすさ↓
レシピ本などに採用される
〝開きやすい〟製本を施しました。

・持ちやすいサイズ↓
開いた状態で持ちやすいように、
正方形サイズにしました。

……などなど。

あなたの視力がよくなるように、
そして毎日飽きずに続けられるように、
こだわり抜いて作りました！

本書のメソッドは

「アフリカの人たちの視力が
なぜいいのか？」

ということにヒントをもらい企画されたものです。
アフリカ人は、視力4.0以上の人が多いといわれています。

―なぜなら

「遠くを見る」

ことが多いから！

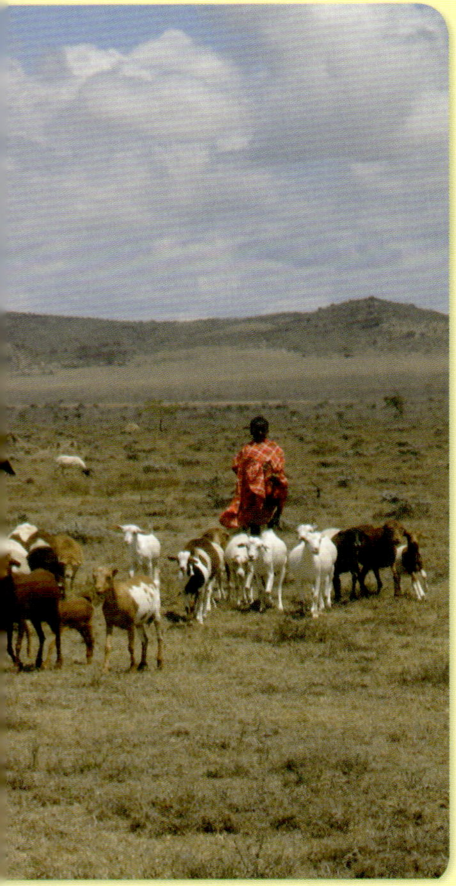

マサイ族の人たちは
サバンナの大自然のなかで
10キロ先にいる家畜を
発見できるほど……

目がいいんです!!

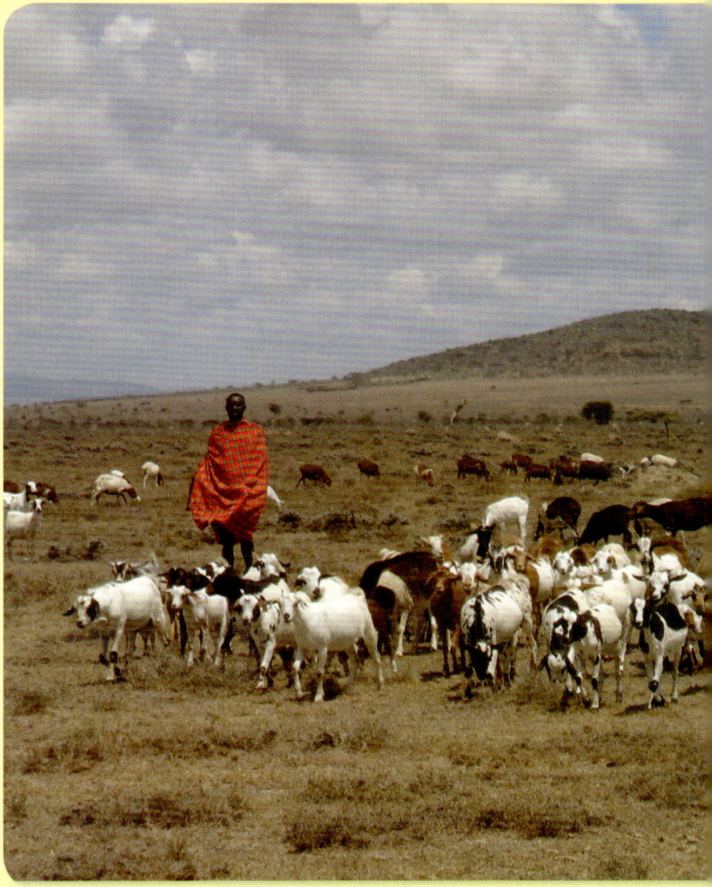

日本人はどうでしょう？

目を酷使している毎日で
目の悩みを抱える人が増えるいっぽうです。

スマホを見すぎて
目が疲れる

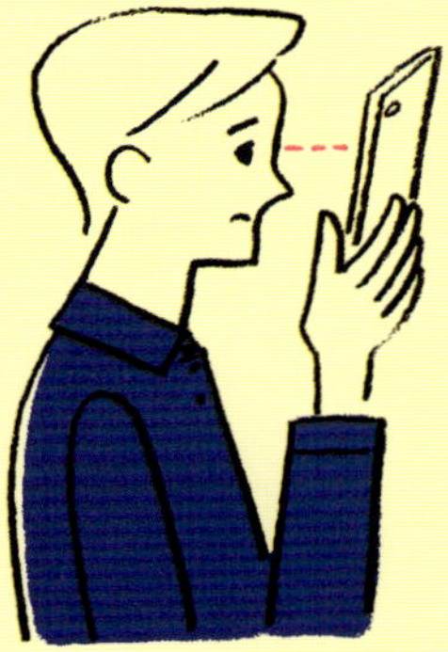

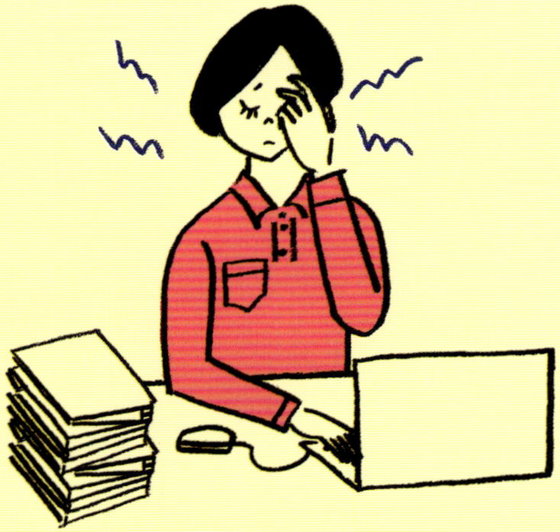

PC作業のしすぎで
ドライアイ

テレビの見すぎ、
ゲームのしすぎなどで
近視に

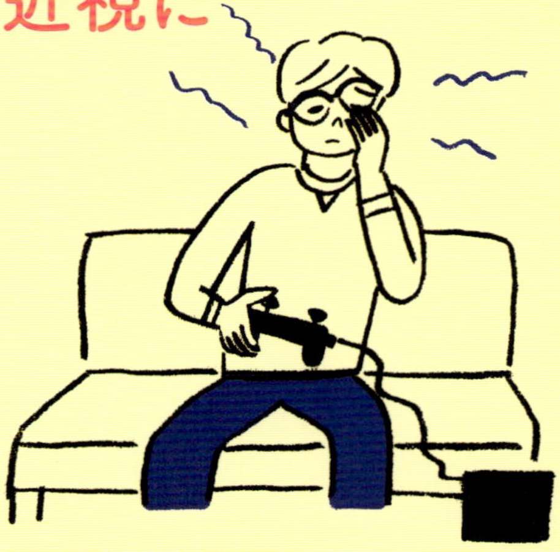

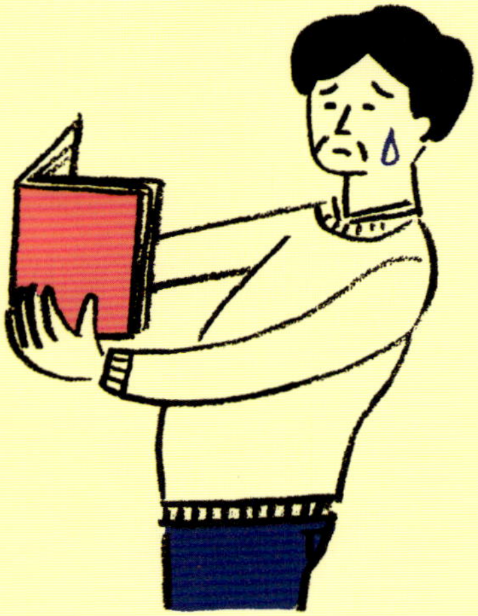

老眼で小さな文字が
見えない

特に、近視をそのまま進行させておくと
失明につながってしまいます。
たかが目の悩みとあなどってはいけません！
この本のメソッドは
あなたの目の悩みを進行させないために、

その1

視力がよいアフリカ人がふだんしているような
「近く」と「遠く」を交互に眺める行為が疑似体験できる！

その2

まるで写真集のよう……。
見ているだけで気持ちのよい写真を多数掲載。
脳が「快」の状態になることも視力回復のコツ。

その3

ゲーム感覚で行なえるから、
楽しく続けられる！

画期的な視力UP
メソッドなのです。

やり方のポイントは5つ！

Point 1

本を手に持って、腕を軽く伸ばして距離をとって眺めましょう

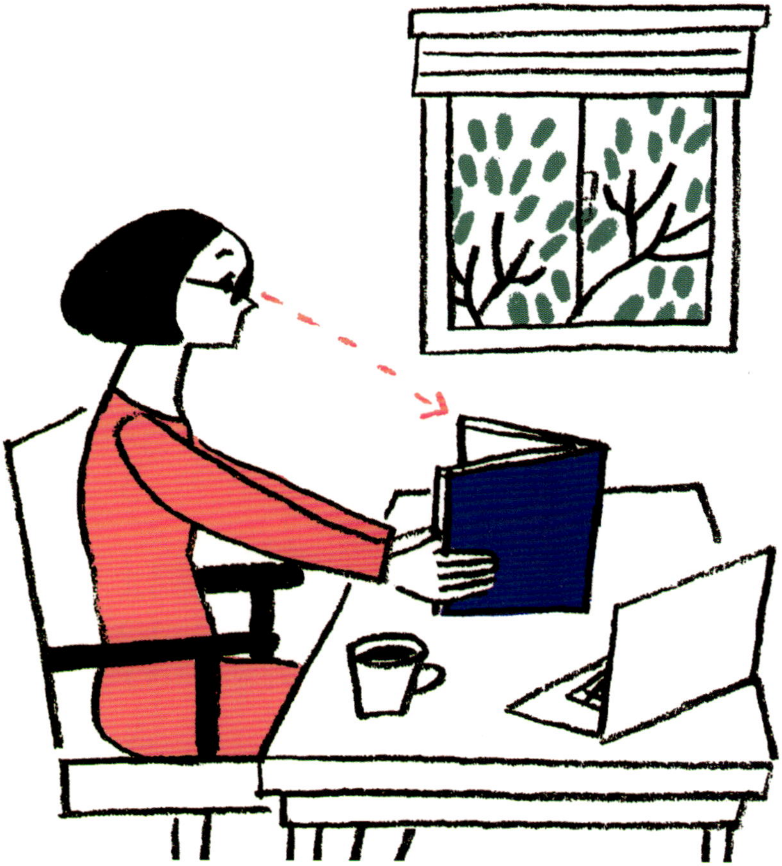

40〜60センチくらい離すのが基本。
腕が疲れるようでしたら、壁に立てかけたりテーブルに置いたりしてもOK。

Point 2

4週間＝28日でワンサイクル

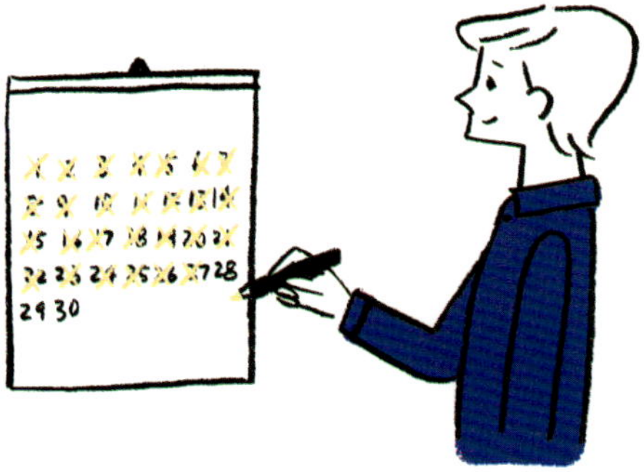

このトレーニングは４週間で完結します。まずはここを目指して行いましょう。早い人だと、2週間くらいで効果を実感できる場合もあります。

Point 3

1日1回、1分程度でOK

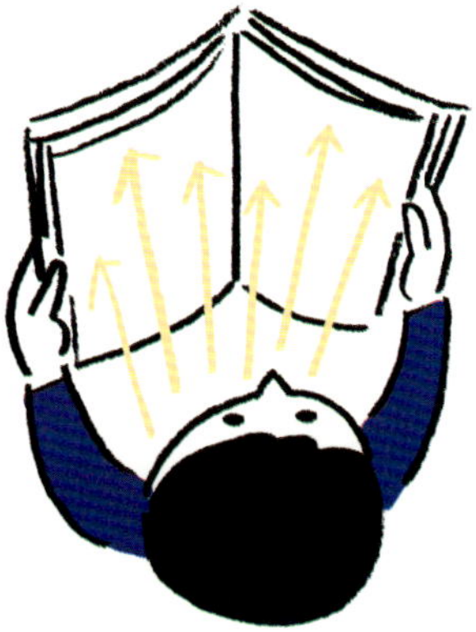

すぐ終わってしまうメソッドがあったら、何度か繰り返してトータル１分程度になるように。写真が気に入れば、疲れない範囲で何度行ってもかまいません。

Point 4

明るい場所で行いましょう

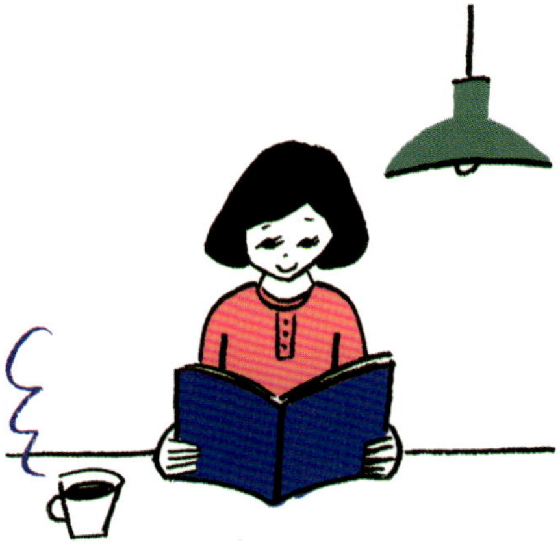

自然光のさす室内が理想ですが、天気がよければ外でもOK。ただし風が強いときは避けて。天気が悪いとき、夕方以降に行う場合は照明をつけて行ってください。

Point 5

コンタクトレンズやメガネをしたままでOK

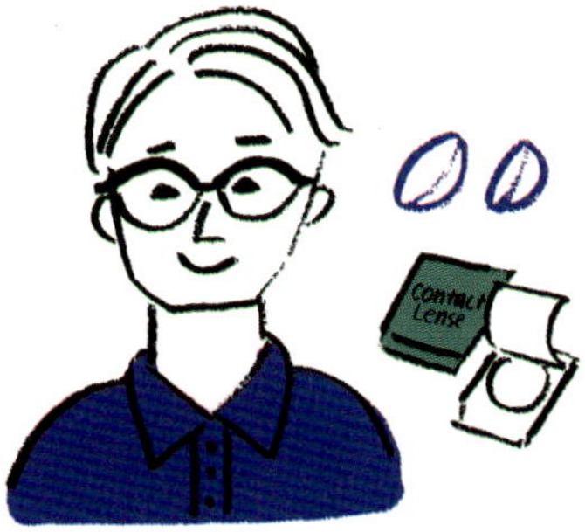

メガネやコンタクトレンズなど、いつもの状態でチャレンジしましょう。裸眼で行ってもよいですが、見えづらさを感じると効果が出ません。

こんなときにもおすすめです！

長時間の
ＰＣ作業のあとに

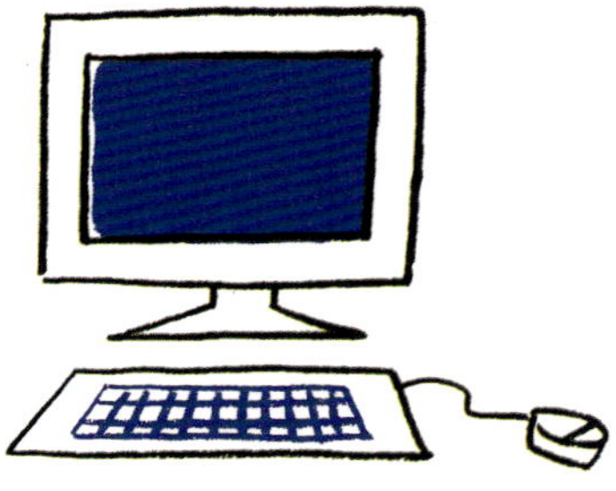

スマホを見すぎて
目が疲れたときに

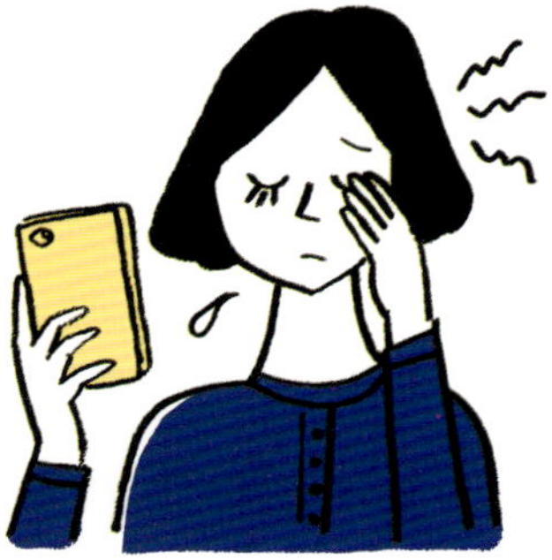

家族みんなで
楽しみながらトライ

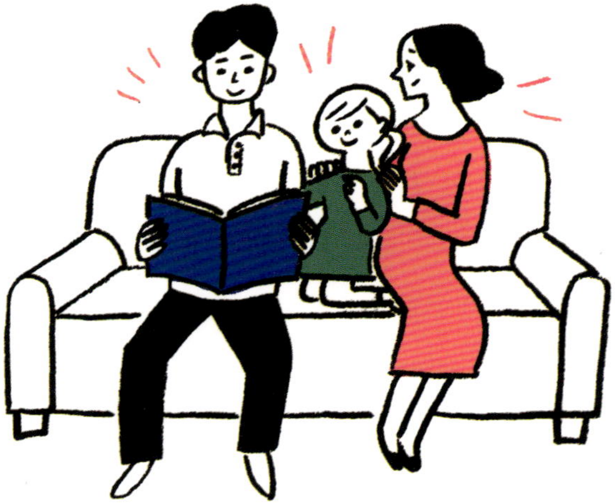

勉強の合間に
リフレッシュ！

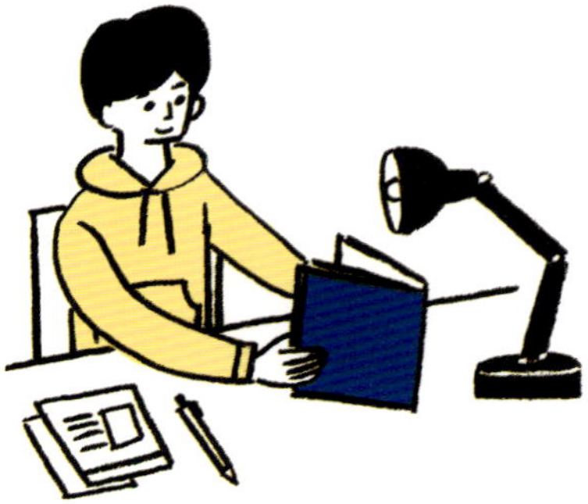

車を運転する前に
目をスッキリと！

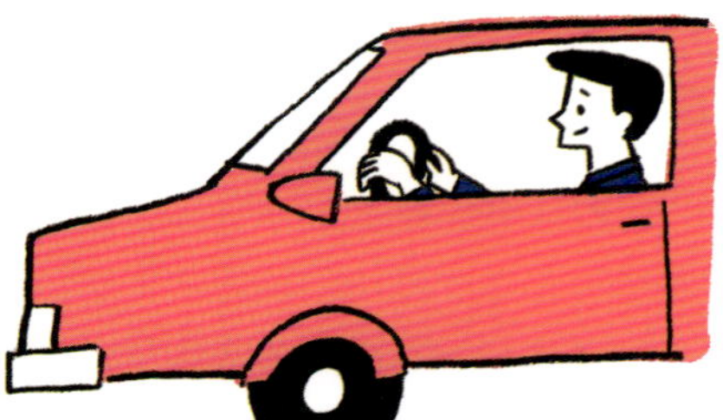

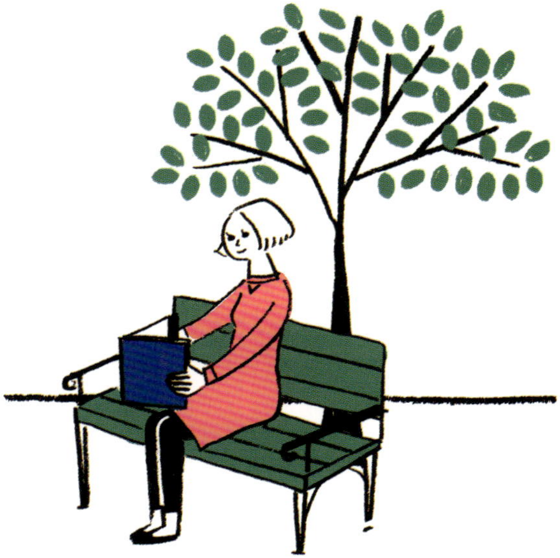

自然光を浴びながら
ヒーリング

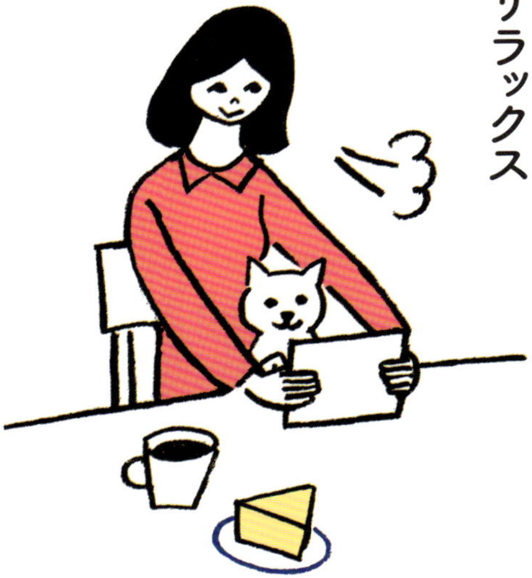

イライラしたあとに
お気に入りの写真で
リラックス

いちばん大切なのは、
目のメンテナンスを継続して行うこと。

このメソッドはカンタンで楽しいから
毎日続けられるんです！

体験者の声

私たち「すごい写真」でこんなに目がよくなりました！

視力を測定しました！

9人のモニターに本書のメソッドを実践してもらいました。その前後に、南青山アイクリニック東京にご協力いただいて、同じ条件で視力を測定。そうしたら、ほとんどの方の見え方がクリアーになったという驚きの結果となりました。メソッドを始める前と比べて「ピントの合い方が違う！」「老眼が改善した」など、年代の違う全員が効果を実感しています。

実例 1

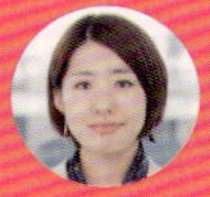

水口麻衣子さん（33歳）

3〜4日続けたらドライアイが改善され始めた！

長時間パソコンで作業をすることが多いので、ドライアイと眼精疲労に悩まされていました。このメソッドをやってみて、自分がいかに近くのものしか見ていないか、ということに気づかされました。

始めて3〜4日で効果が感じられ、まだ若干乾くことはありますが、**ドライアイがあまり気にならなくなり、遠くが見えやすくなった**気がします。ピントを合わせようと意識したり、目の筋肉を使うことはとても重要だと思いました。

特にSLの写真は、田舎にいたころ、よく遠くを見ていたことを思い出し、ノスタルジックな気分に。長時間見ていたくなる写真が多いのもいいですね。

実例 2

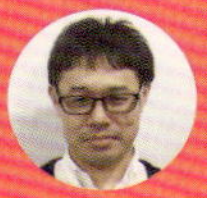

遠くのものも鮮明に。3週間で視力が0.2から0.4にUP!

三上耕大さん（30歳）

特に気になる症状があったわけではないのですが、近視でずっとメガネをかけています。コンタクトレンズが性に合わないので、今回は面倒でない方法で視力が回復したらいいな、と思ってトライしました。

ものを見るときに、角度を変えてみることでよく見えるようになるなど、**ものの見方のコツが覚えられたのは収穫**でした。日常生活でメガネは必須でしたが、裸眼で過ごす時間が増え、少し遠くのものも今まで以上に鮮明に見えるようになりました。視力も**3週間で0・2から0・4にUP!**

上を見上げたような写真には爽快感を感じました。気分転換にもなるし、ユニークで素晴らしいメソッドだと思います。

実例 3

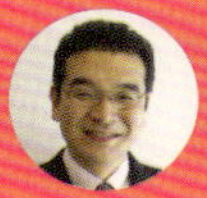

まるでゲーム感覚!テレビの文字が見やすくなった

佐々木一夫さん（50歳）

老眼が始まったというのもありますが、最近目が疲れやすいと感じてました。もともと目の錯覚や不思議な画像などにとても興味があるので、このメソッドの内容を聞いて、ぜひやってみたいと思いました。

数字を探すメソッドは、全部見つけたときの**達成感もあって楽しかった**です。10日ほど続けたころ、以前は見づらかった自宅の**テレビのテロップの文字が見やすくなっている**ことに気づきました。

このメソッドはただ写真を見つめるだけなのでとてもカンタンで、短時間ですみ、これなら毎日続けられると思いました。本のサイズもちょうどよくて持ち運びやすく、外出先などどこでもできるのもいいですね。

きれいな写真を
眺めてるだけでも
目にいいホルモンが
分泌されます!

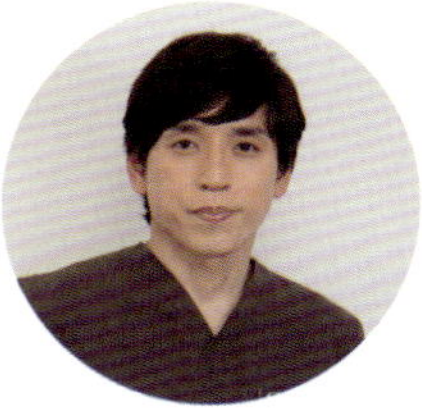

実例 4

北村和一さん（62歳）

頭の中がフレッシュな感覚に!

正直いって、写真を眺めるだけで何が変わるのだろうかと、最初は半信半疑でした。しかしやってみたところ、初回からその効果を感じ、とても驚きました。

写真の遠い場所と近い場所にピントを合わせる動きを繰り返すことで、**脳になんらかの信号が送られるような感じ**が。今まで意識したことがなかった機能が動いたというような、**フレッシュな感覚を実感**しました。これまであまり関心のなかった視神経と脳の関係に興味が湧いてきたので、これからも続けてやってみようと思います。

実例 5

佐藤和彦さん（22歳）

目が疲れにくくなり矯正視力がUP!

いつもスマホや本など、近い場所ばかり見ており、眼精疲労に悩んでいました。景色の写真には新鮮さを感じ、ずっと見ていても楽しいので癒やされました。**3週間続けたところ、矯正視力がUP。**同じメガネなのに前より**見え方がクリアー**になり、目が疲れにくくなっていると感じます。

実例 6

小島仁美さん（40歳）

ドライアイが改善、仕事がはかどるように!

メソッドを体験し、ふだんいかに視線を動かしていないかを実感しました。始めて2週間後くらいから**ドライアイが改善**され、目の乾きを放っておいてはいけなかったのだと猛反省。**3週間で矯正視力が上がり、仕事もはかどるように**なりました。

実例
7

沖田悟志さん（44歳）
気分がリフレッシュされ集中力も上がった！

過去にレーシック手術を受けたものの、最近また見づらくなり悩んでいました。仕事の合間のスキマ時間に行いましたが、迷路のメソッドなど、目と脳を同時に使っていることが実感され、気分がリフレッシュ。その後の仕事の集中力も上がりました。

実例
8

小川義樹さん（60歳）
昼休みに実践し、2週間で効果を実感！

近視性乱視や老眼で悩んでいた日々。このメソッドは毎日、昼休みに実践しました。写真を見るだけで遠近にピントを合わせる訓練ができるところに魅力を感じました。2週間で裸眼視力も上がり、目の状態がいい方向に向かっている感じはするので、さらに続けて効果を味わいたいです。

実例
9

石田俊幸さん（59歳）
10日でピントが合いやすくなった！

仕事で長時間、パソコンの液晶画面を眺め続けることもあり、老眼や眼精疲労でピントが合いづらいことが悩みでした。年齢もあって視力という点では大きな変化を感じませんでしたが、10日過ぎたころから、ピントが合いやすくなった気がします。

ほかにもこんな声が！

「きれいな色の写真は、見るだけで心が癒やされる感じがしました」（50代女性）、「迷路など頭を使うメソッドが、ボケ防止によさそうでやりがいがあります！」（70代女性）、「高齢者ドライバーですが、自動車を運転するときに、視界がクリアーになった気が！」（80代男性）

この本を毎日開いて
日々がんばっている目を
いたわってあげてください。
そして、
目の悩みを解消し
元気いっぱいの毎日を
すごしてください！

CONTENTS

※本書のメソッドは眼科治療の必要がない人が対象です。なお、視力の回復効果には個人差があります。

目がよくなるすごい写真

1st week

［第1週］

Day 1

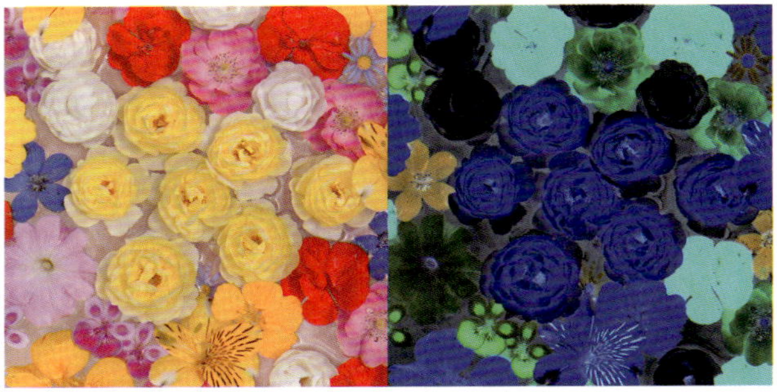

左右の写真を交互に見ましょう

鮮やかな花の写真と、その写真を反対色に反転させた写真が、左右のページに並んでいます。この2枚の写真をそれぞれ10秒ずつ、交互に見ます（3回繰り返す）。色彩感覚を養うことができます。

Day 2

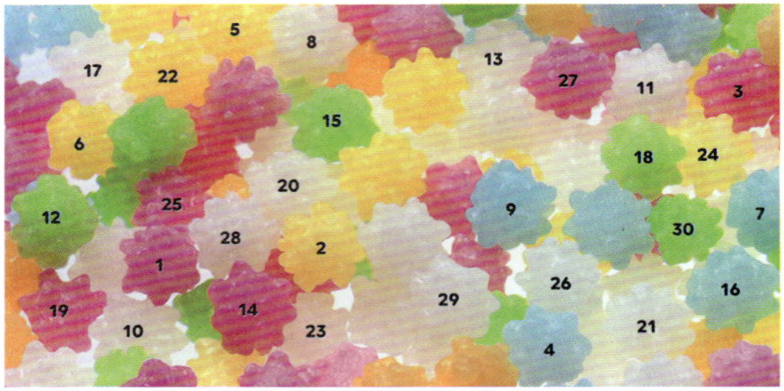

数字の順に目で追いましょう

コンペイトウの上に振られた1〜30までの番号を、順番に目で追っていってください。視線をあちこちに飛ばして、そのつどピントを合わせるので、目のピント調整をする毛様体筋がきたえられます。

Day 3

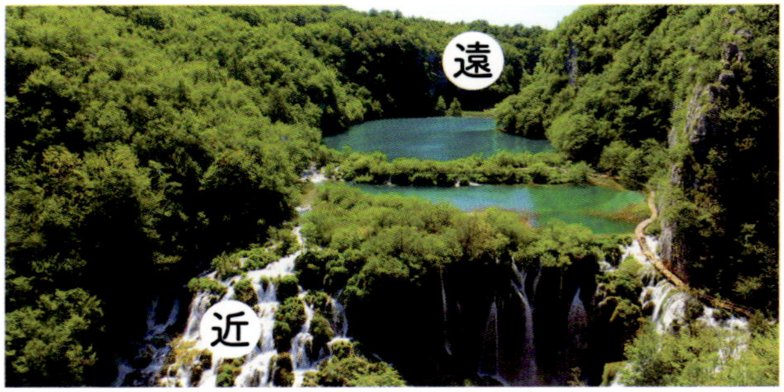

遠くと近くを交互に見ましょう

遠く（川が流れ始めているところ）と近く（滝が流れ落ちているところ）を交互に見ます。3秒ずつ10回繰り返します。遠近にピントを合わせることで、筋肉のこわばりをほぐします。

Day 4

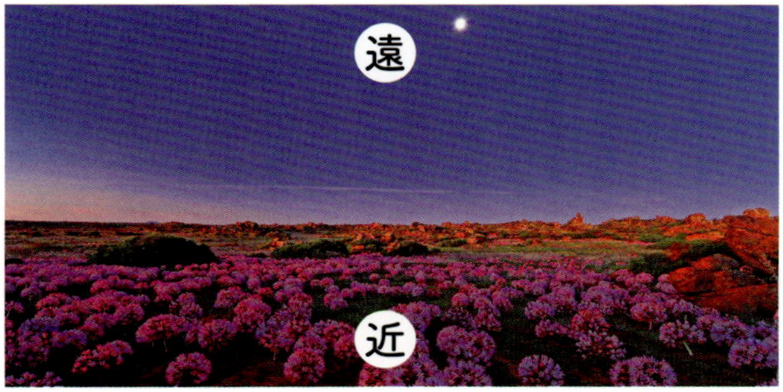

遠くと近くを交互に眺めましょう

遠く（月の出ているあたり）と近く（手前の花畑）を交互に見ます。10秒ずつ3回。色彩の対比を感じてください。奥行きのある画像をぼーっと眺めることで、毛様体筋のこわばりがほぐれます。

Day 5

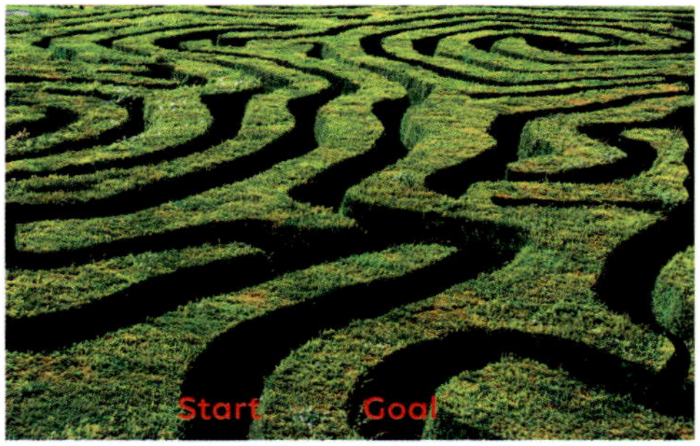

目で追いながら迷路を進みましょう

スタートからゴールまで、顔を動かさず目だけで追いながら迷路を進みます。日常生活ではあまり馴染みのない、視線をくねくねと動かす行為は眼球の内外のストレッチになります。※答えは94ページ。

Day 6

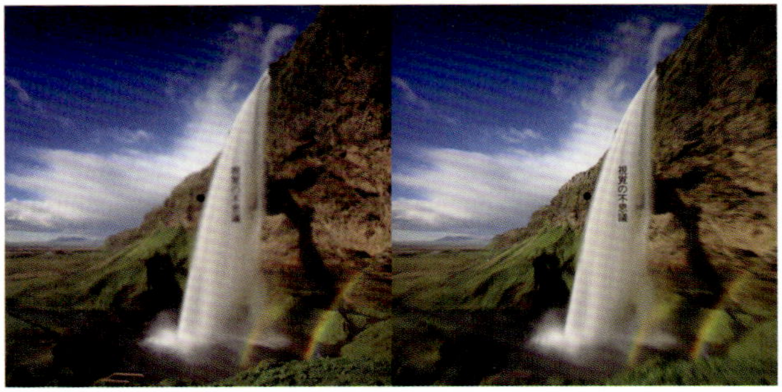

〝脳内視力〟を高めよう

左側→右側の順番で、写真の中心の黒い点を約30秒ずつ見つめます。右側に移ると見づらさが取れてきます。ヒトの視野の中心は感度が高く、逆に周辺は低いのです。見づらいところを脳が補完し、脳内視力が高まります。

Day 7

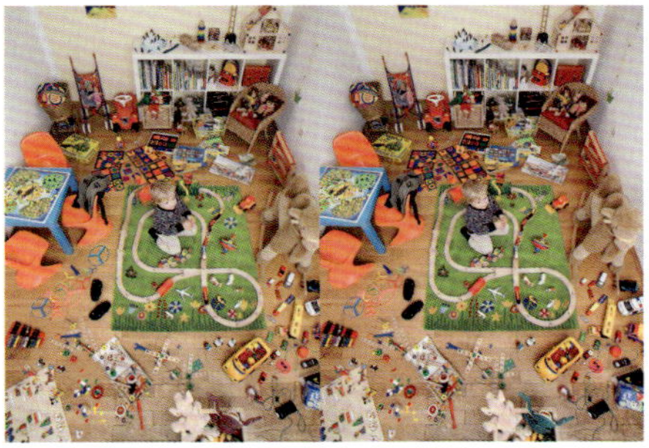

6個の間違いを見つけましょう

左右の写真には、実は6箇所違う部分があります。顔を動かさずに視線を飛ばして見つけてみて。間違い探しで脳にも刺激を与えて認知症を予防しましょう。※答えは94ページ。

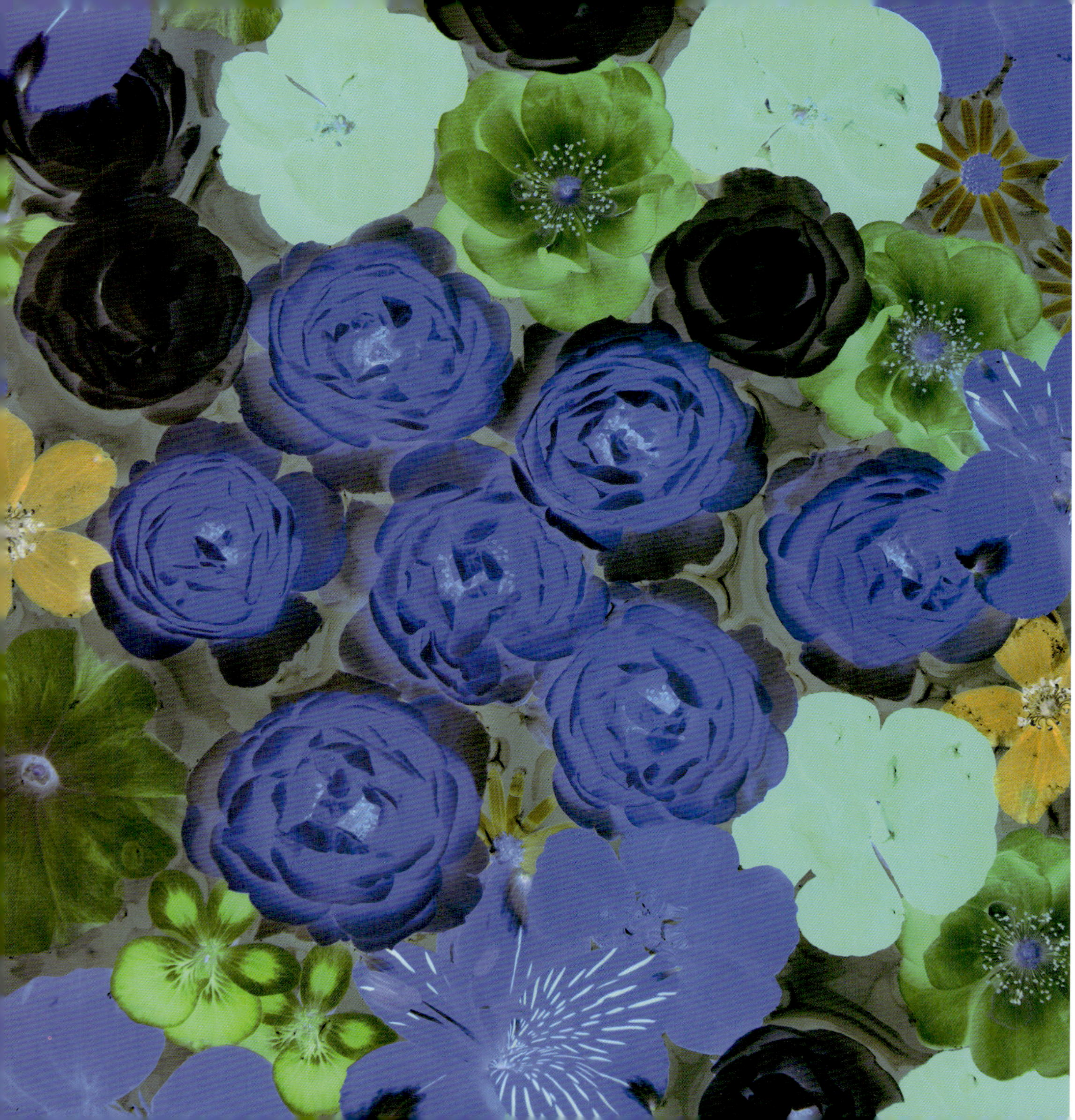

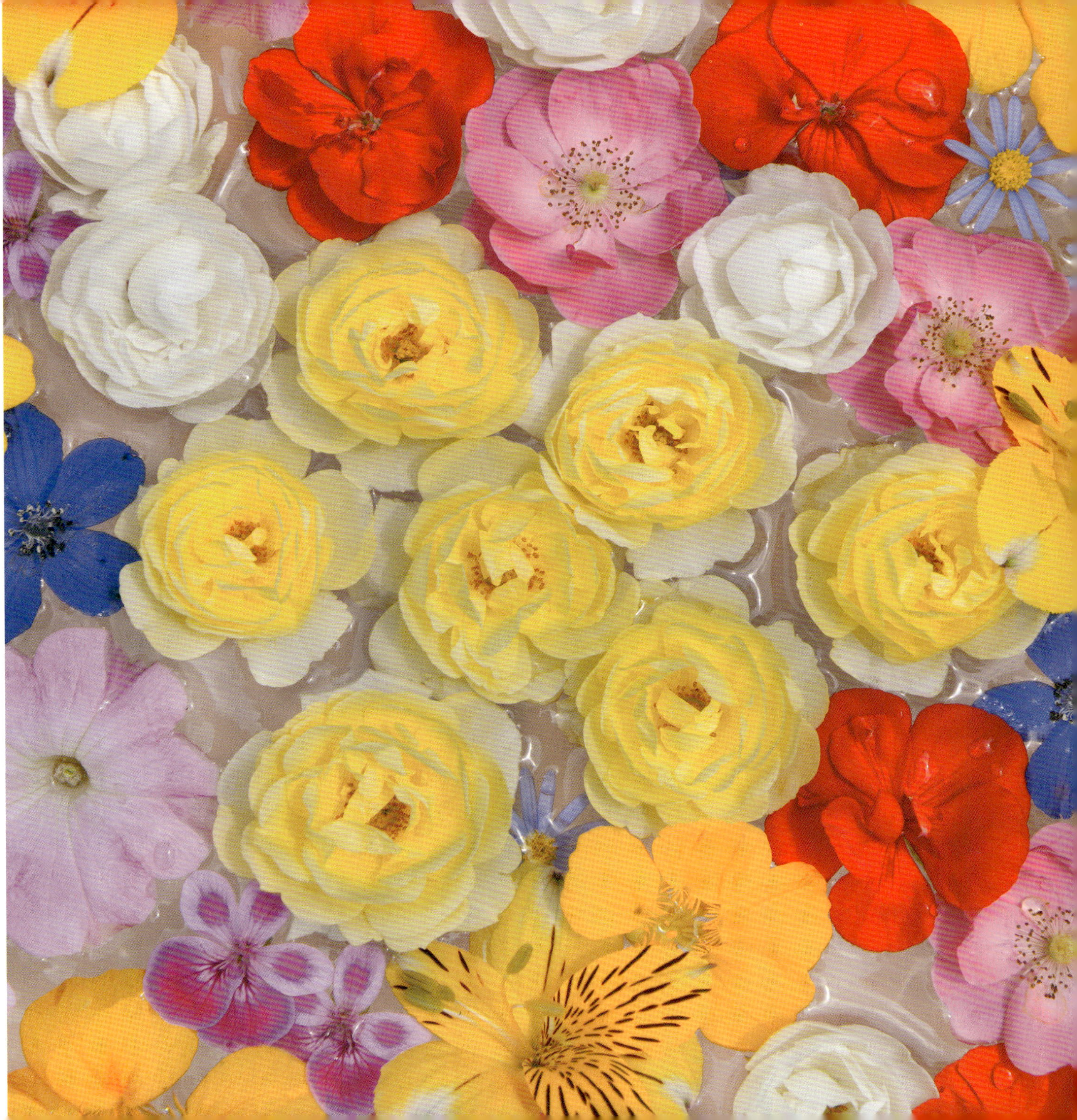

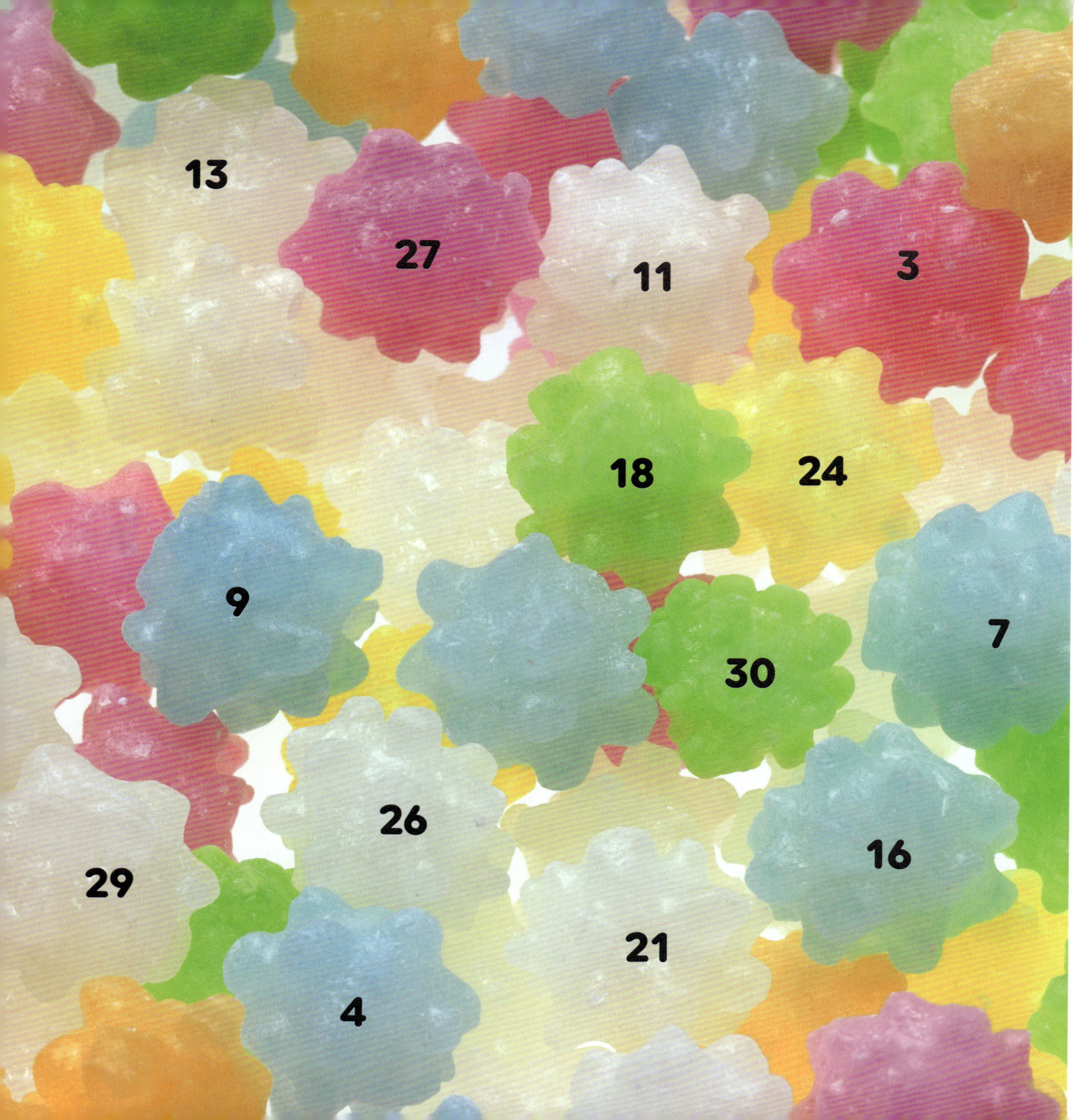
13
27
11
3
18
24
9
7
30
26
16
29
21
4

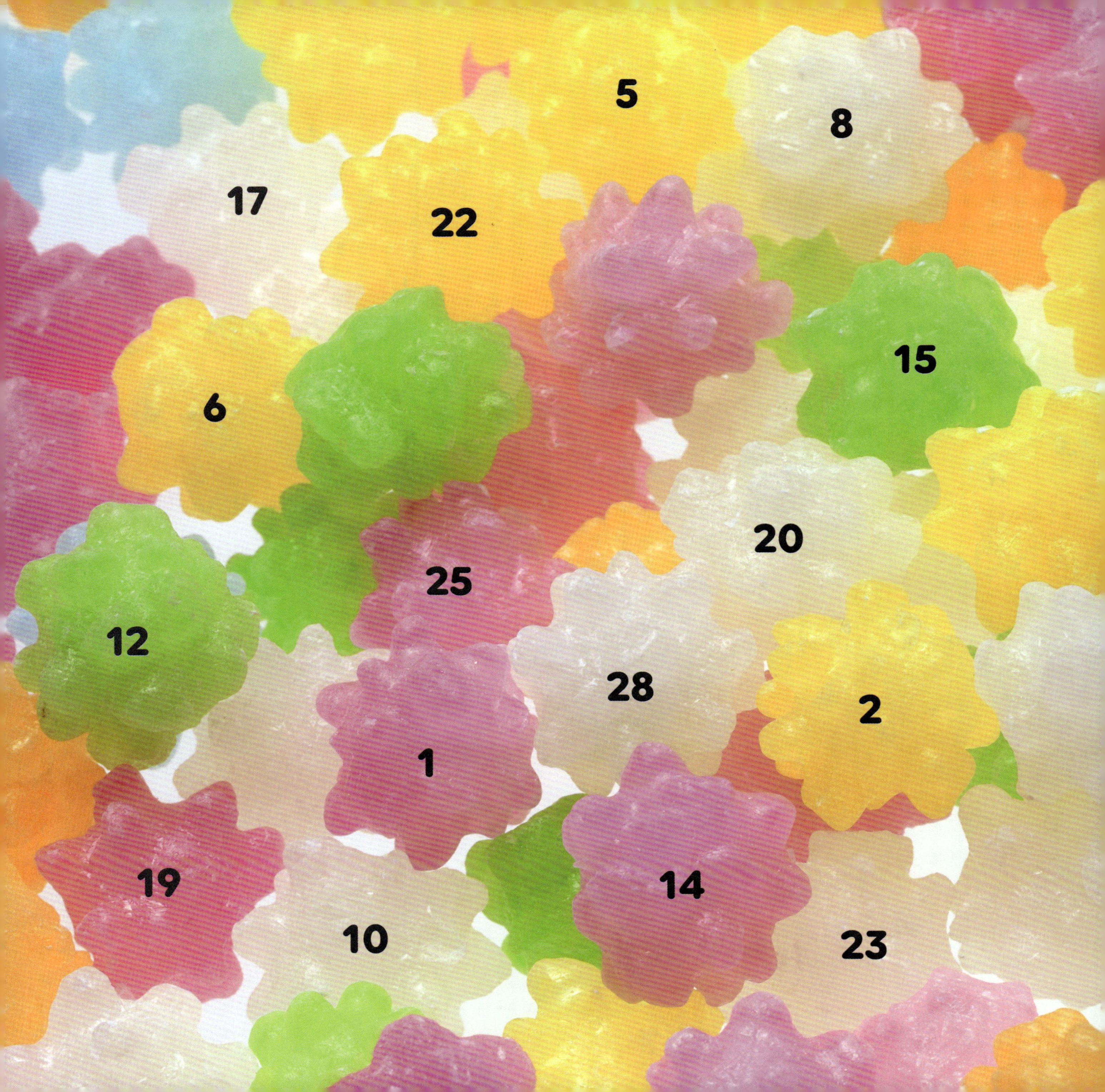
5
8
17
22
15
6
20
25
12
28
2
1
19
14
10
23

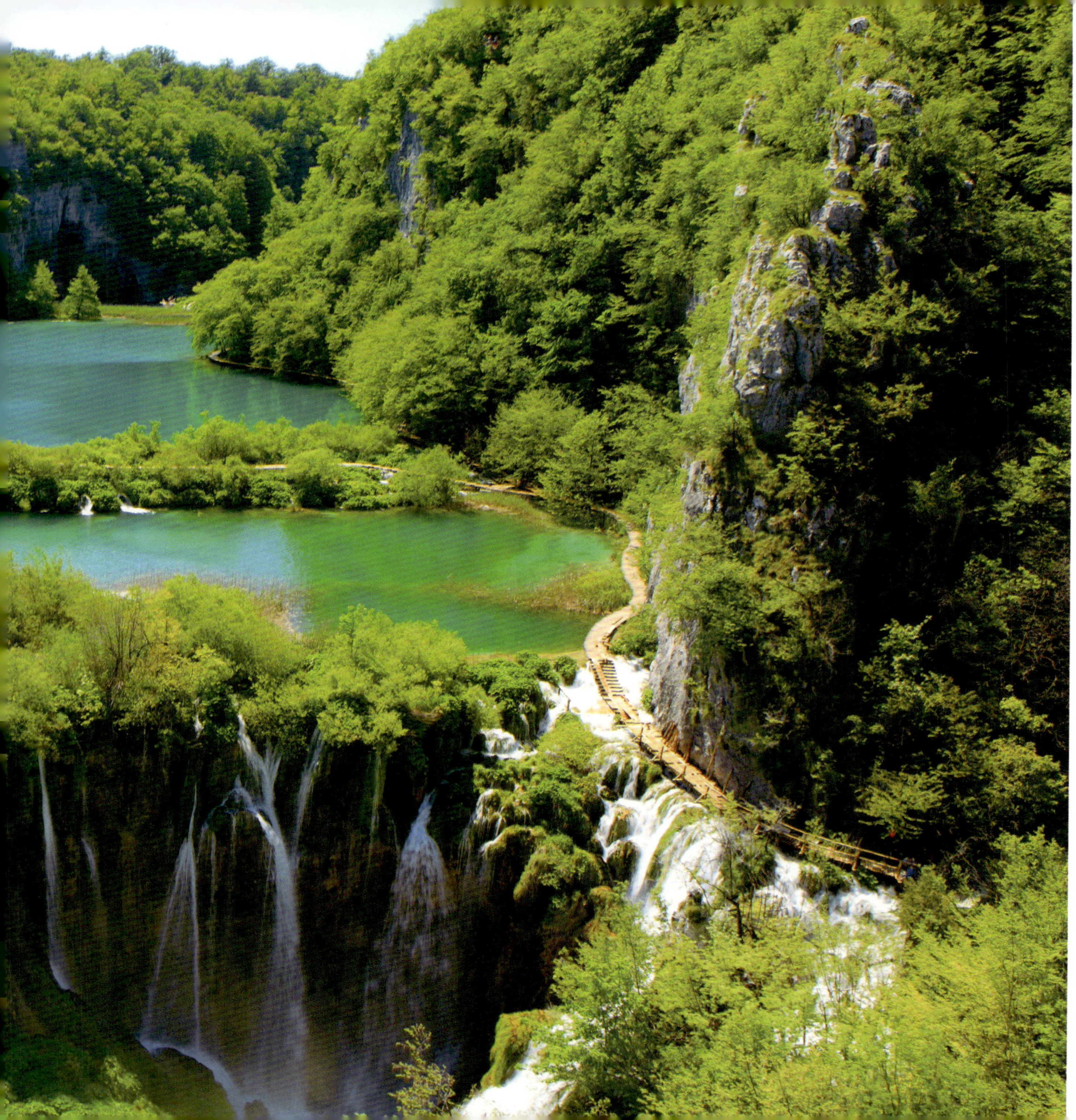

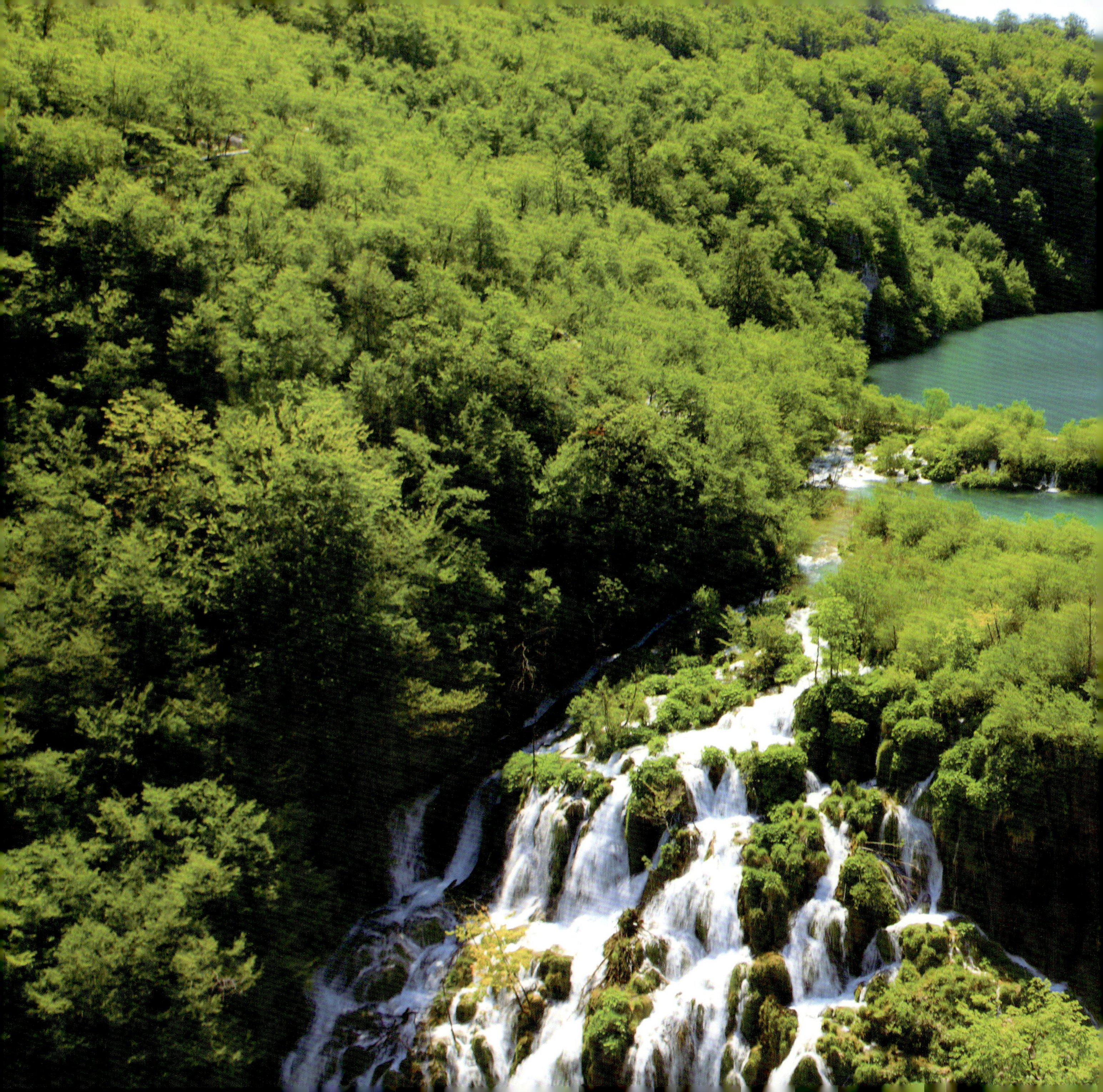

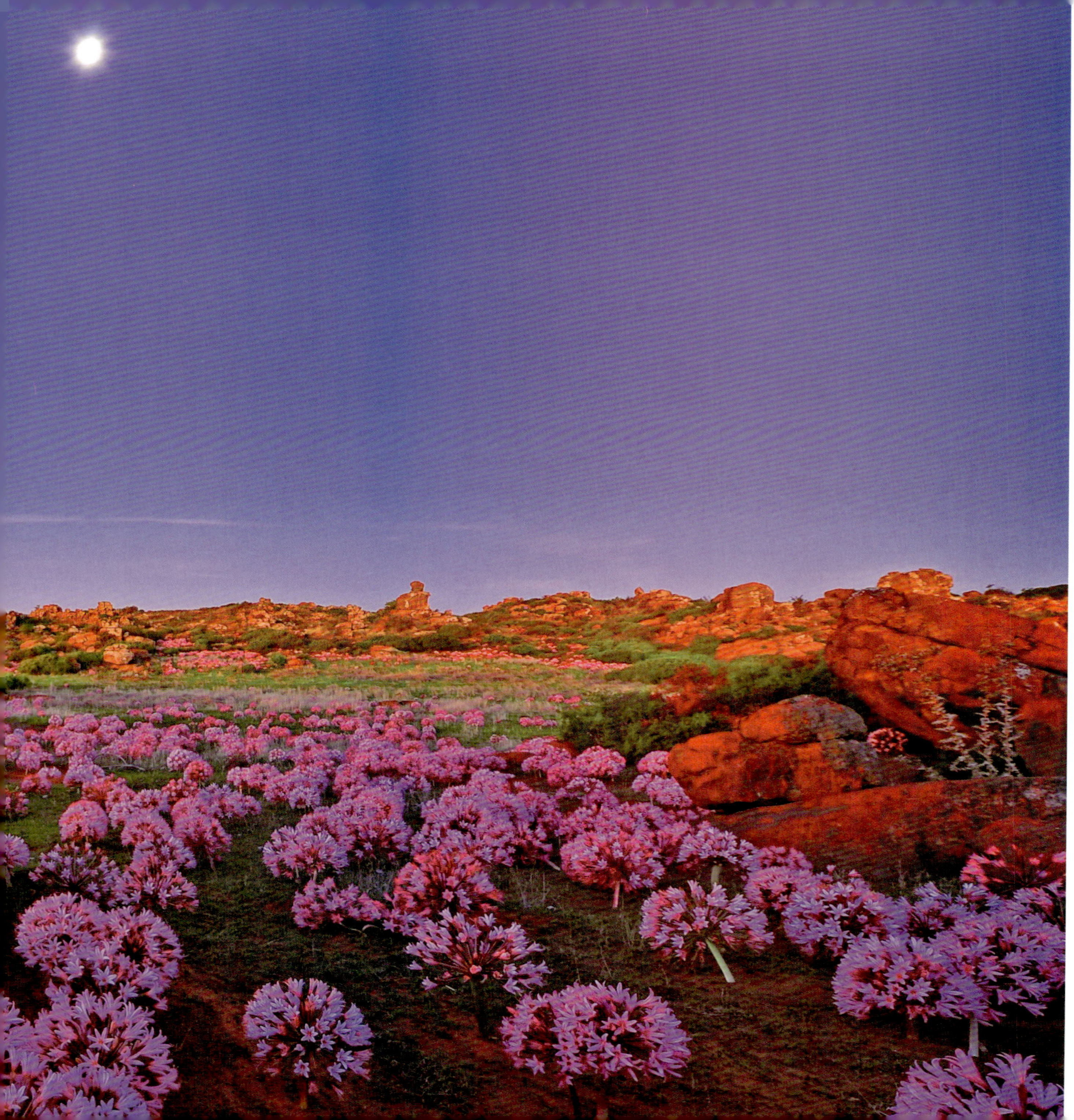

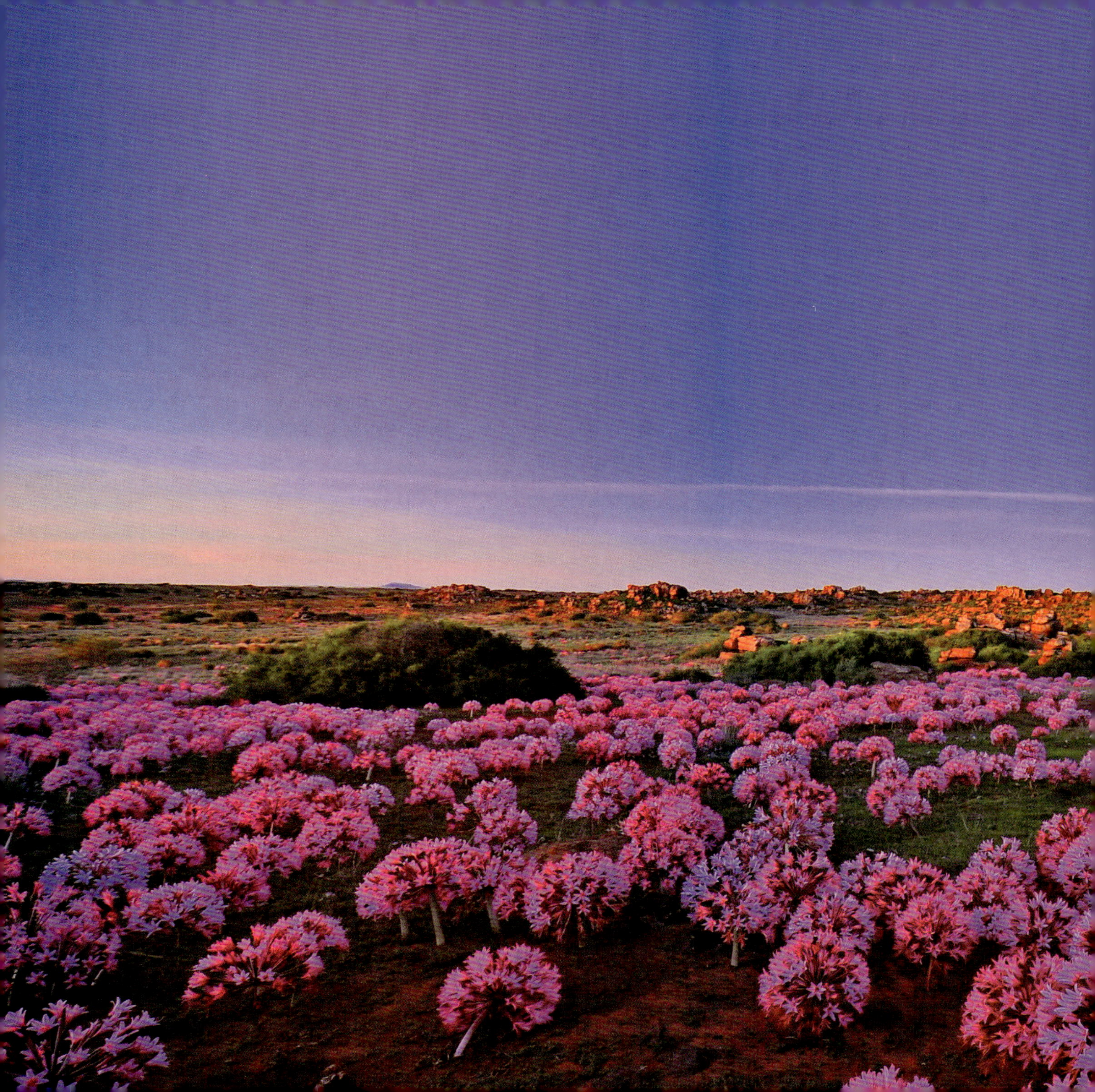

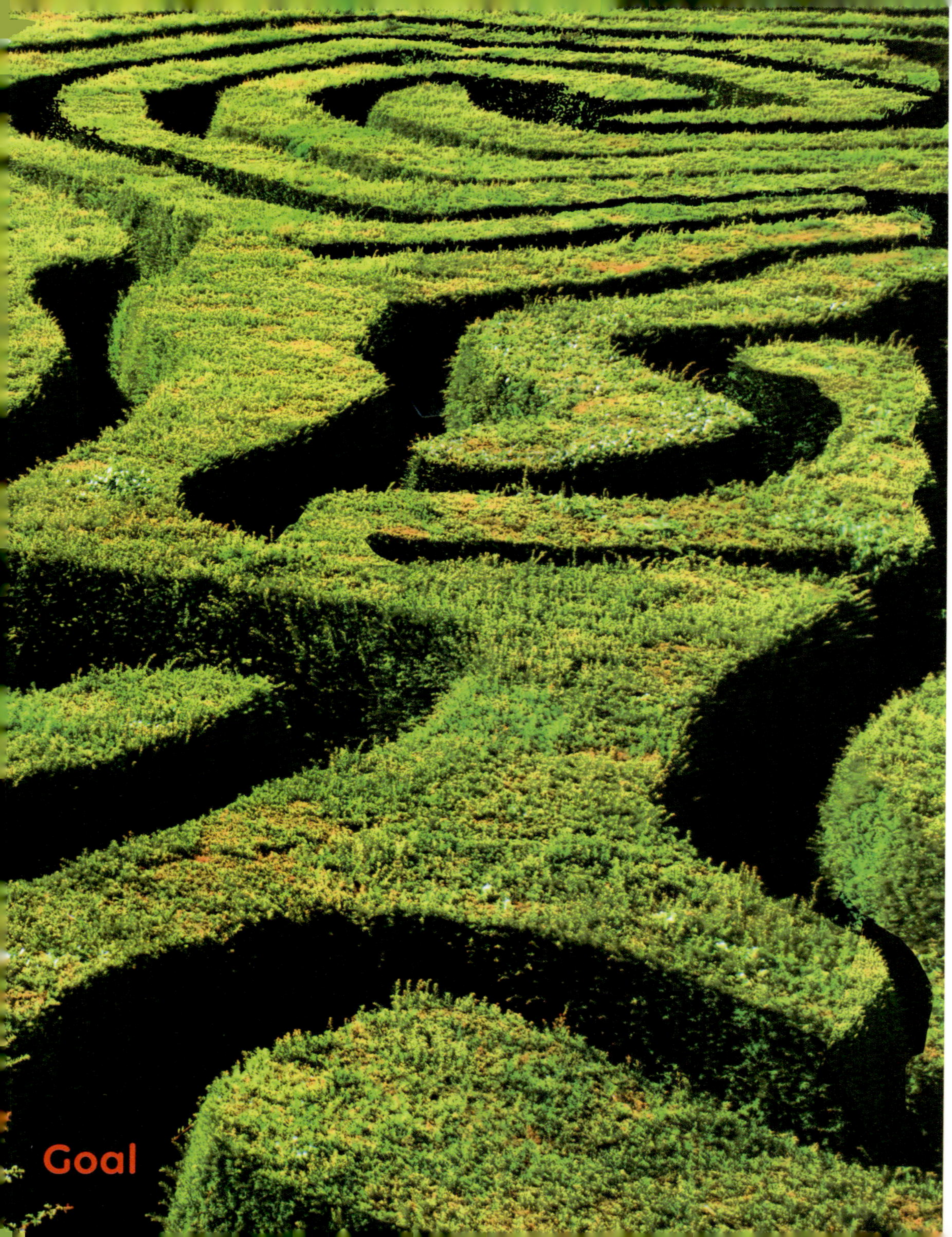
Goal

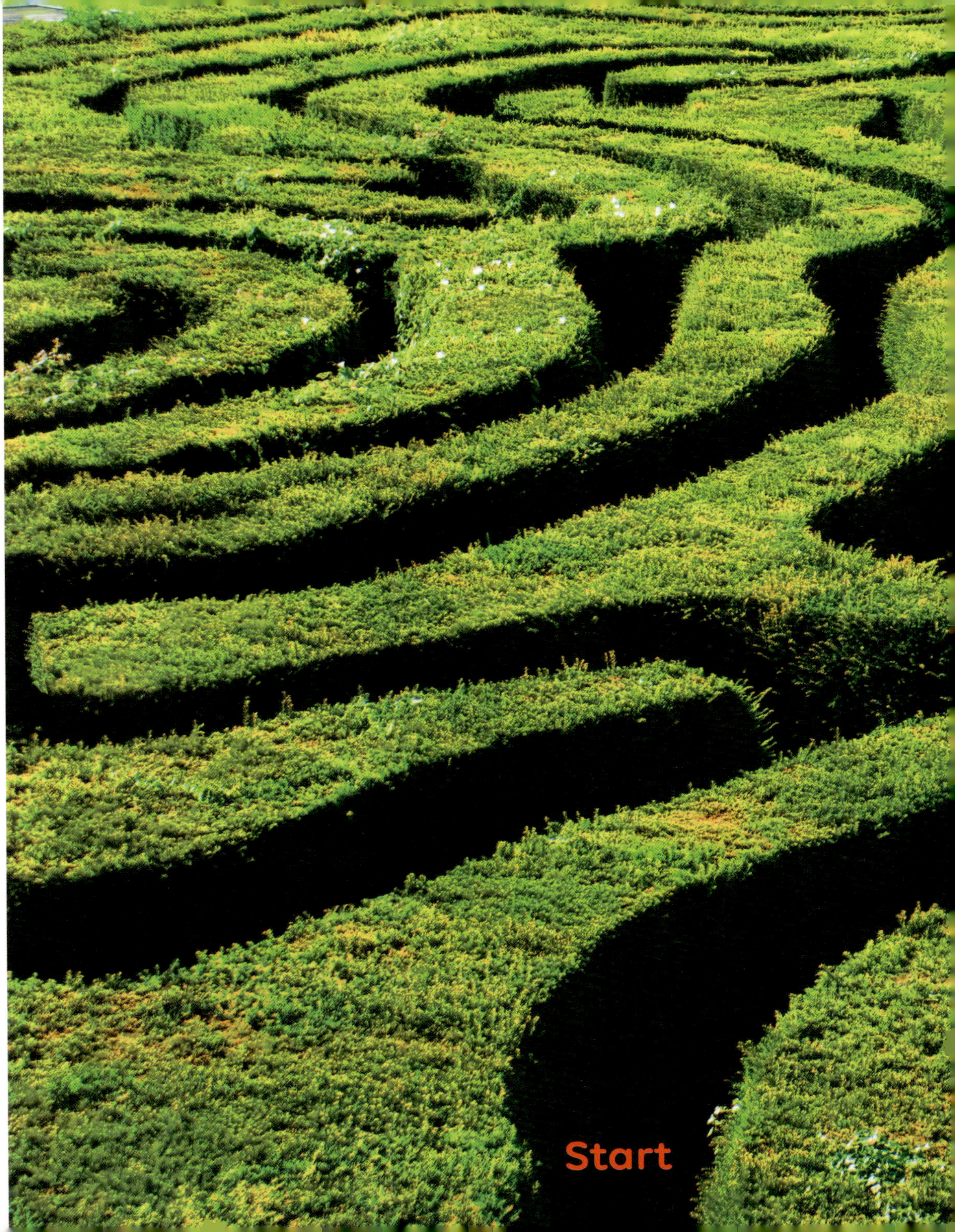
Start

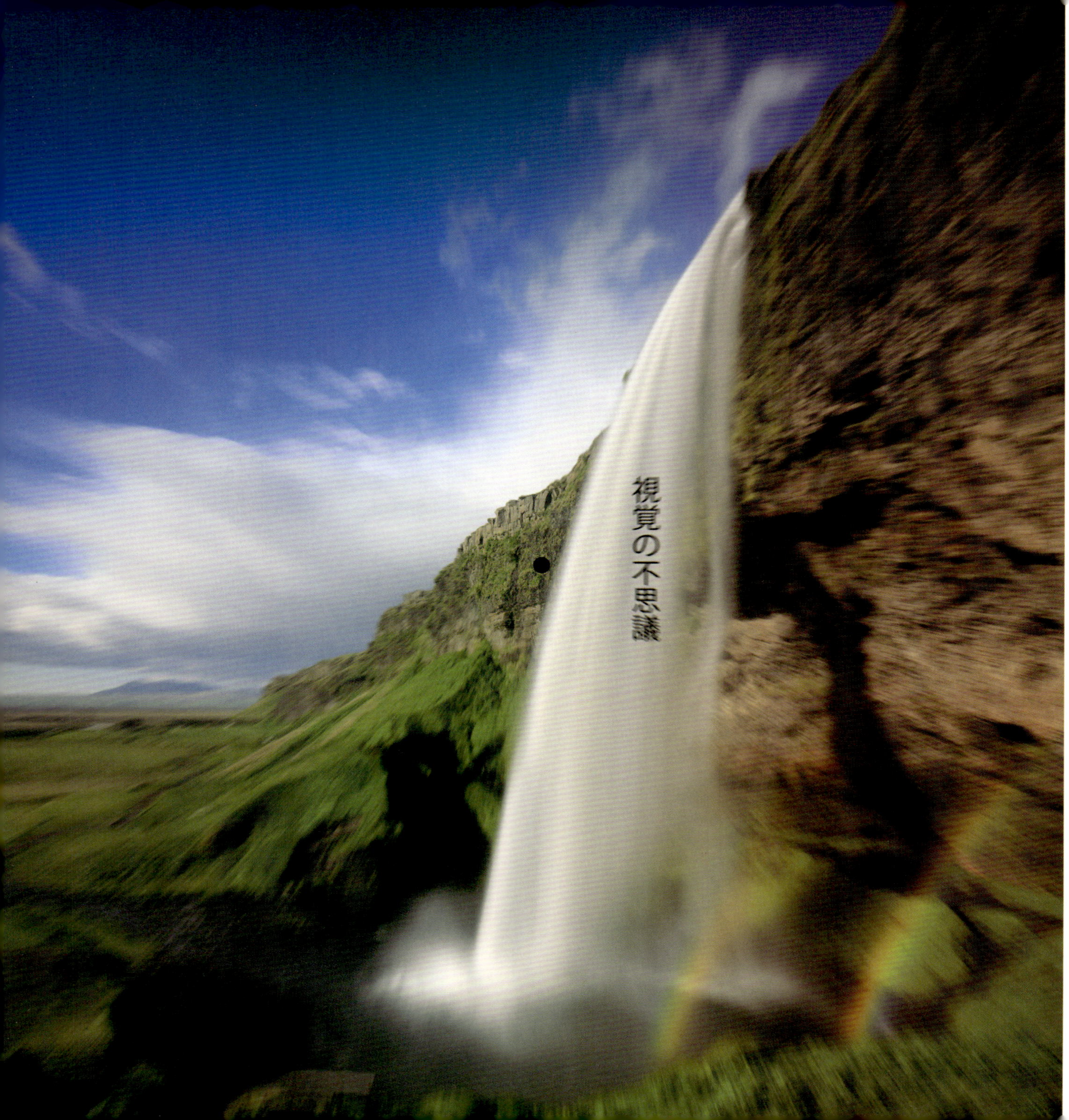

視覚の不思議

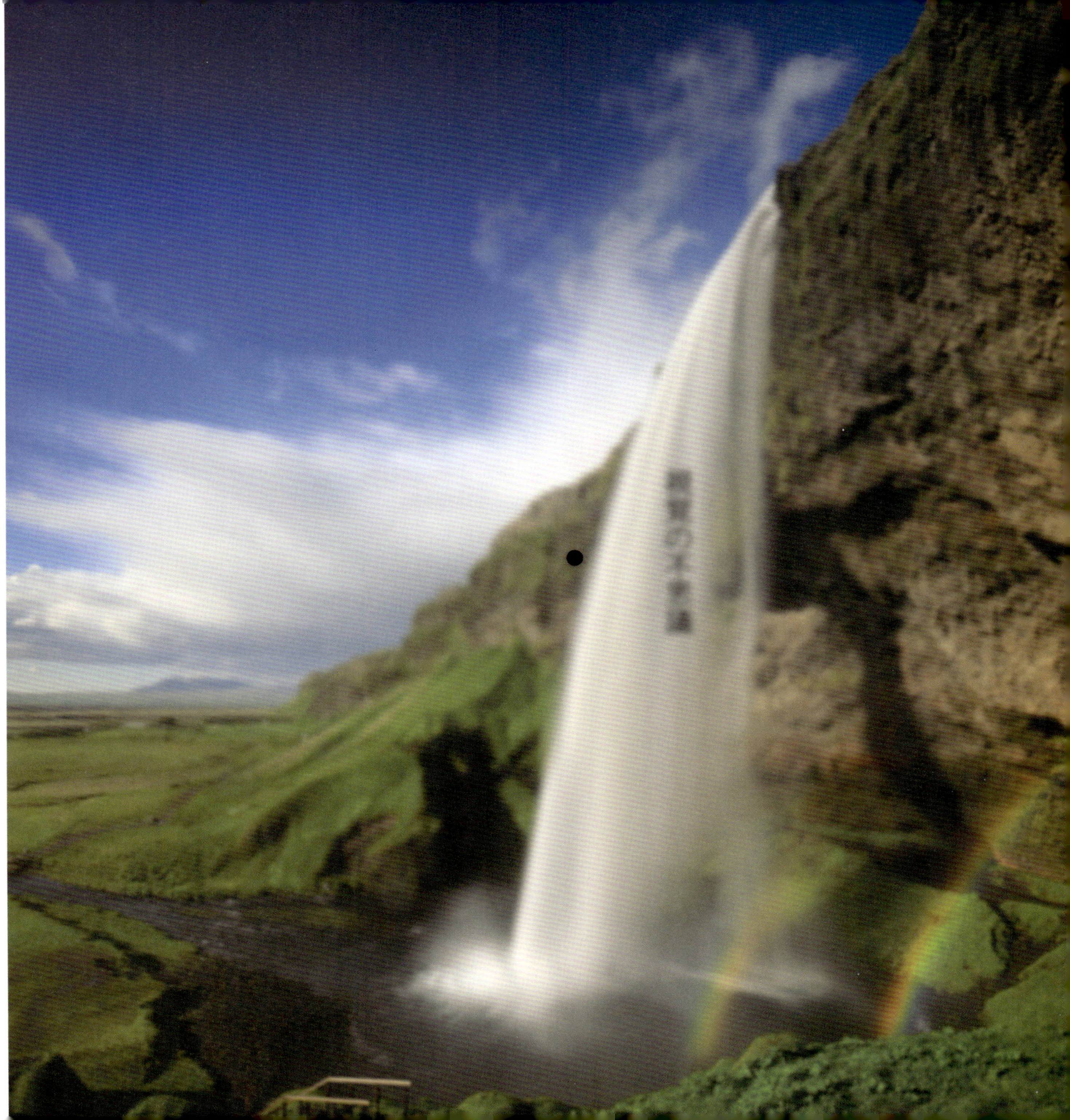

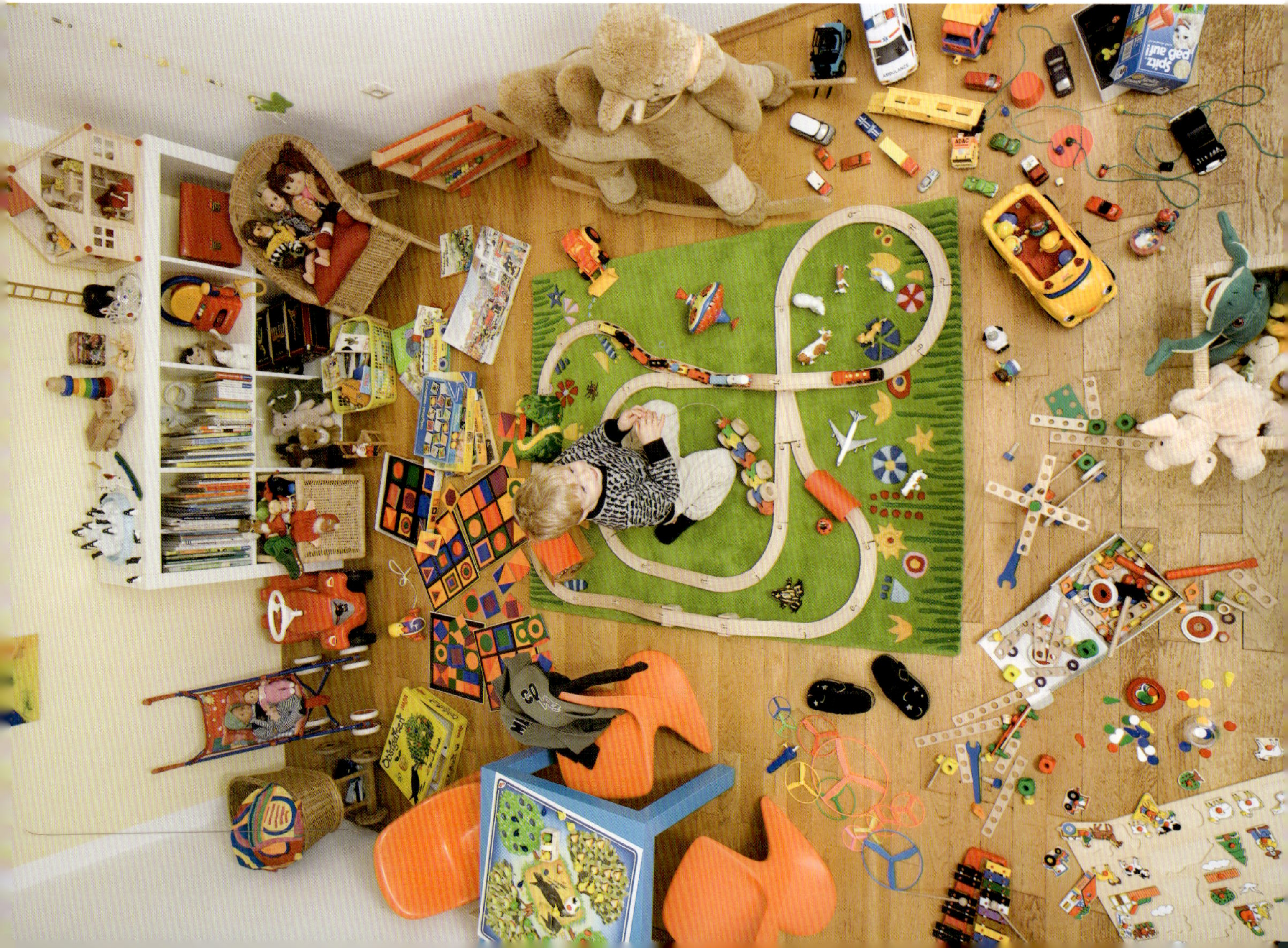

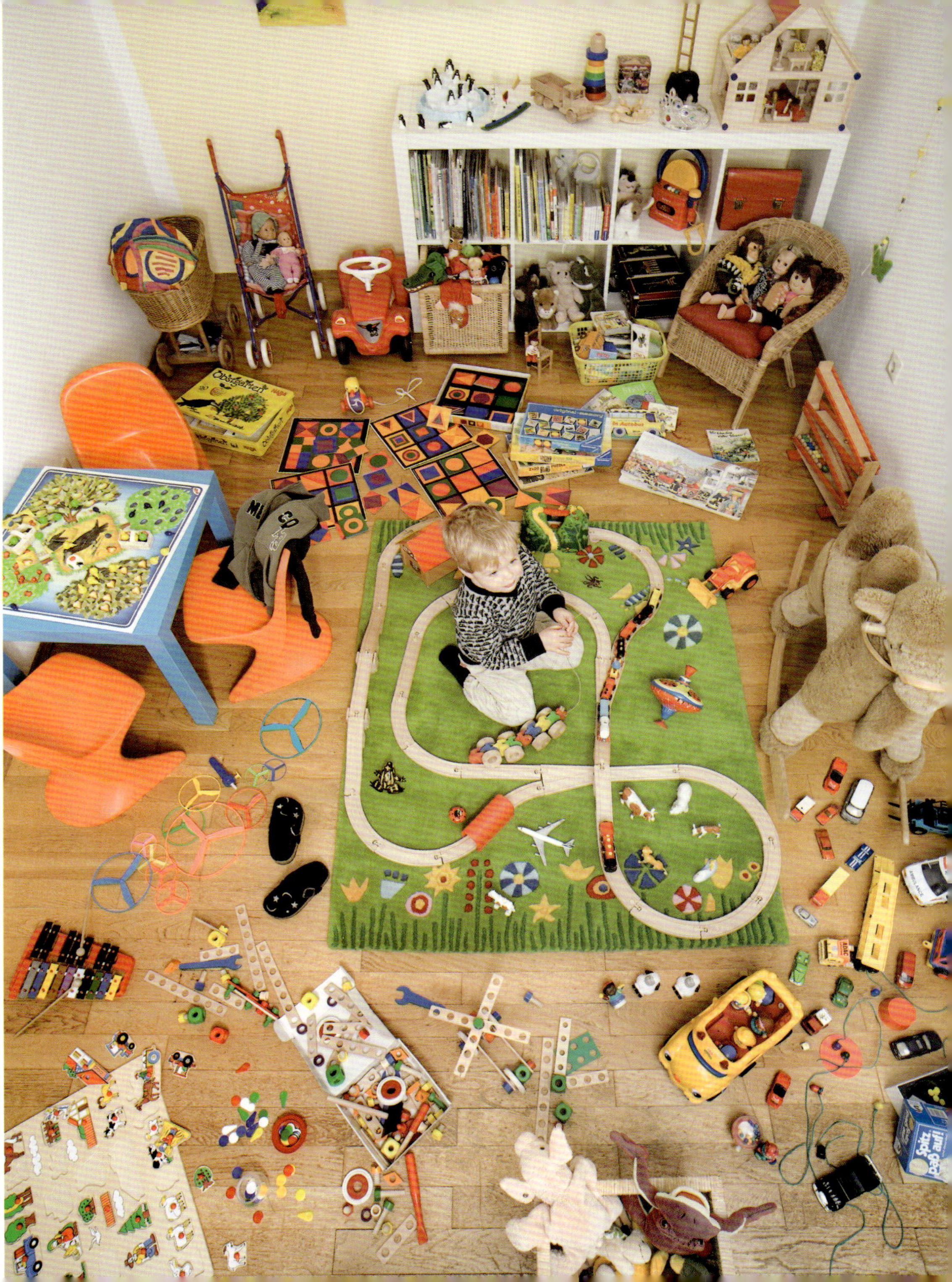
Obstgarten
Spitz
paß auf!

目がよくなるすごい写真 2nd week

［第2週］

Day 8

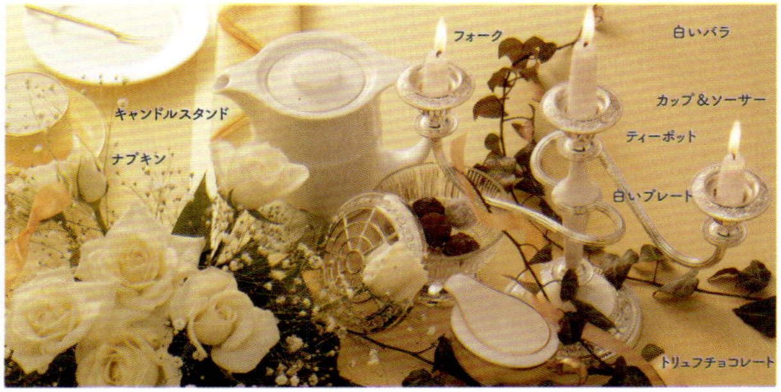

ものと名前をつなげましょう

写真上のものと、周りに散りばめられた言葉とを顔を動かさずに視線を動かしてつないでください。眼球の内外のストレッチに。ものの名前と形を認識することで、脳も合わせてトレーニング。

Day 9

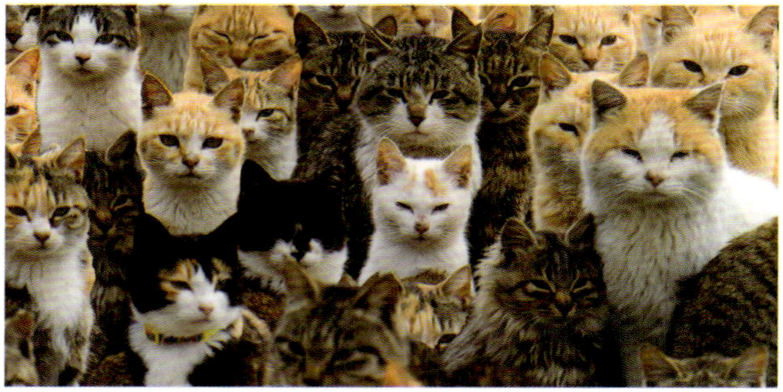

目が見えている猫は何匹いますか？

両目が写っている猫は何匹か、指を使わず目で追いながら数えましょう。ごちゃごちゃして紛らわしい視覚情報から適切な情報を抜き取るトレーニングは、目と脳の両方に効きます。※答えは94ページ。

Day 10

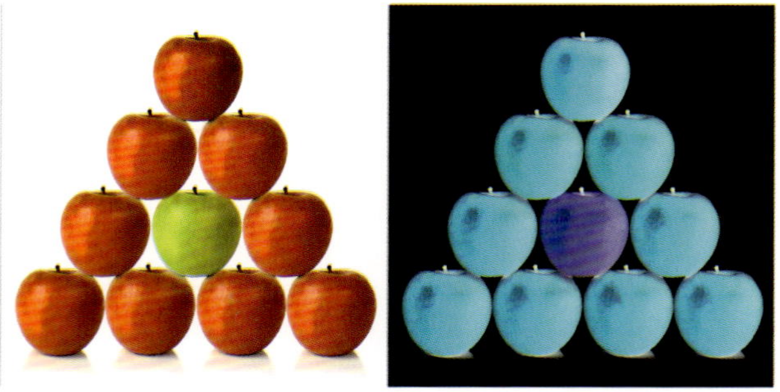

左右の写真を交互に見ましょう

左は、黄色いりんごの周りに赤いりんごが三角形に並んでいます。右は、それらとは反対色になっています。この2枚の写真を30秒ずつ交互に見ることで、色に対する感覚を研ぎ澄ますことができます。

Day 11

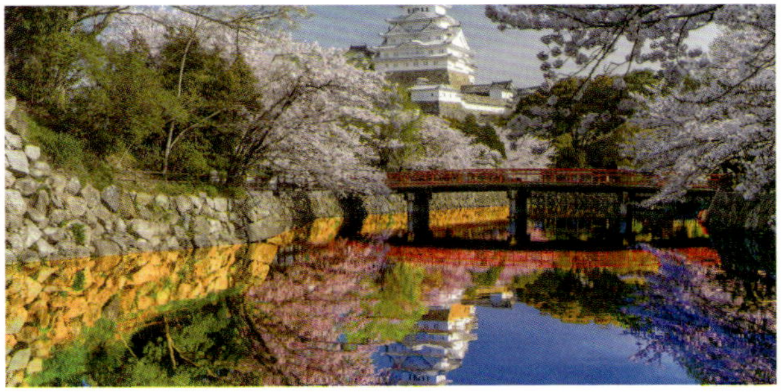

色彩の不思議を感じながら眺めましょう

奥行きが感じられる画像は、目の周りの筋肉の緊張をほぐし、目の疲れを癒やします。水面に映る景色の彩度を高くし、目にすんなり入ってくるように加工しました。不思議な色彩感覚も味わってください。

Day 12

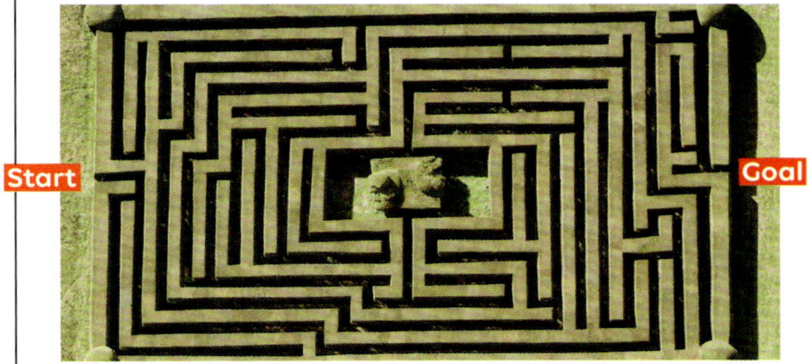

目で追いながら迷路を進みましょう

左のスタートから右のゴールまで、迷路にチャレンジ。顔は動かさず、考えながら視線を動かすことで目のピント調節をし、同時に脳を刺激。ゴールできたら達成感も得られて気分もスッキリ！　※答えは94ページ。

Day 13

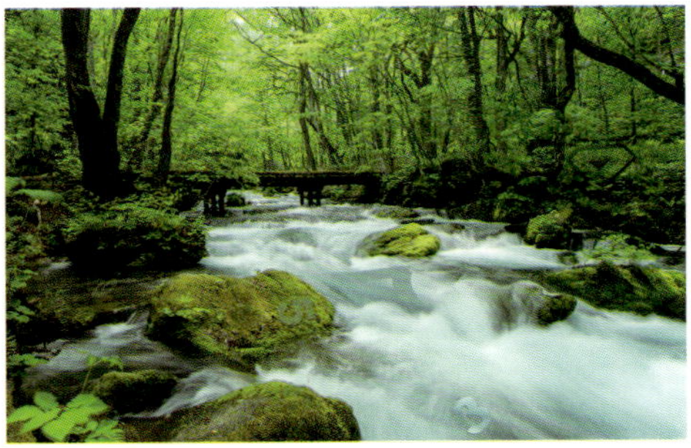

1～7の数字を探しましょう

写真のなかに隠れている1～7の数字を探しましょう。自然の景色を眺め、木々の香りや渓流の音、鳥のさえずりなどを想像することで、集中力、記憶力もUP。※答えは94ページ。

Day 14

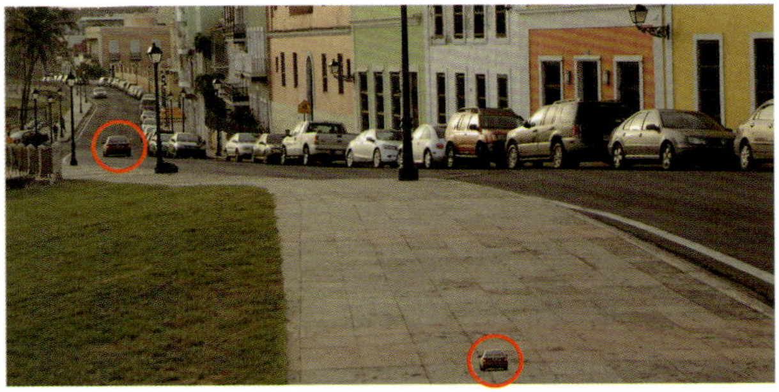

どっちの車が大きく見えますか?

手前の歩道と先の車道を走る車の大きさを見比べてください。背景や奥行き感との関係で大きさを捉えることを「大きさの恒常性」といい、脳は視覚情報を風景や経験からその都度処理し、判断します。

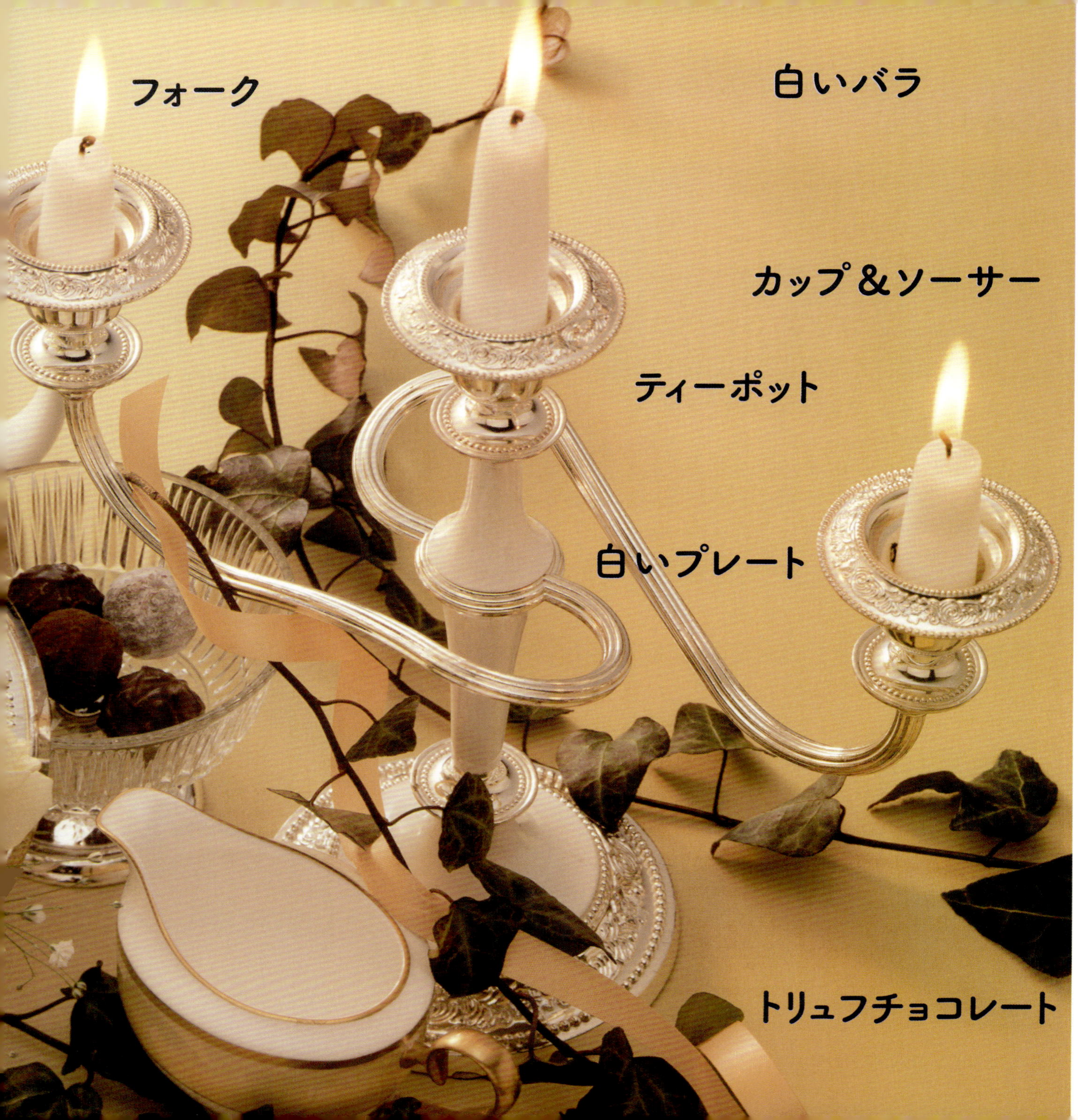
フォーク
白いバラ
カップ＆ソーサー
ティーポット
白いプレート
トリュフチョコレート

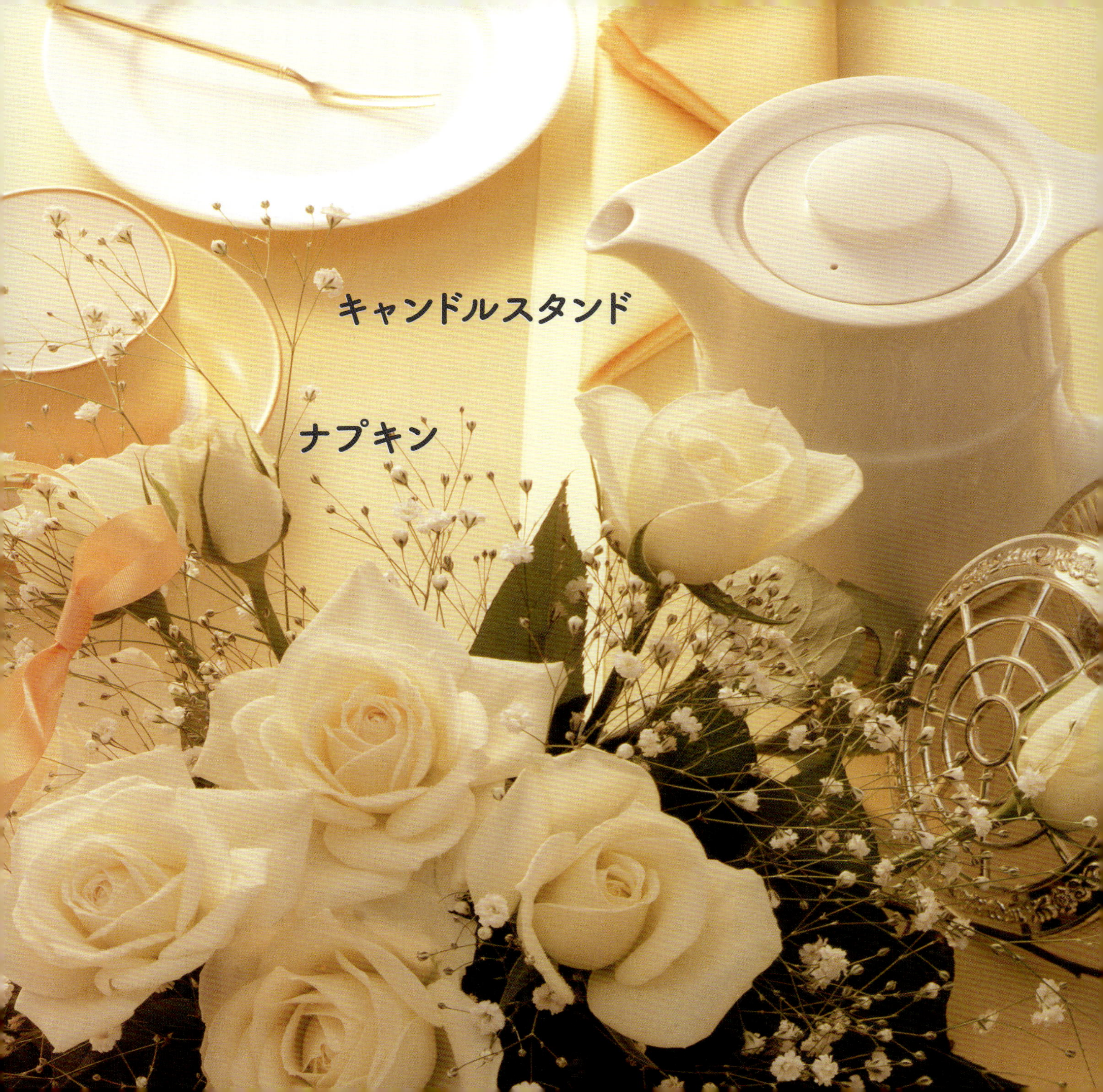
キャンドルスタンド
ナプキン

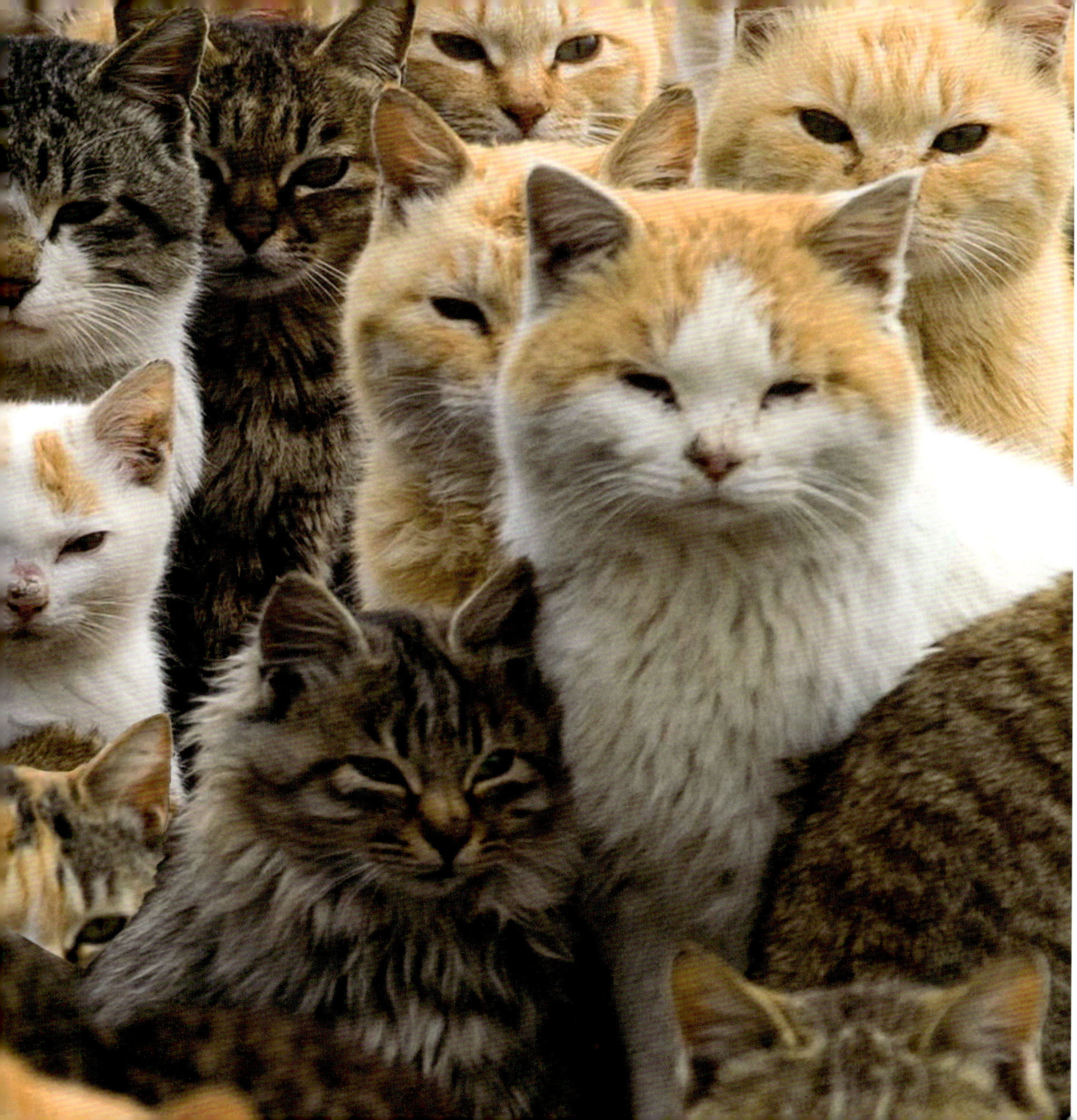

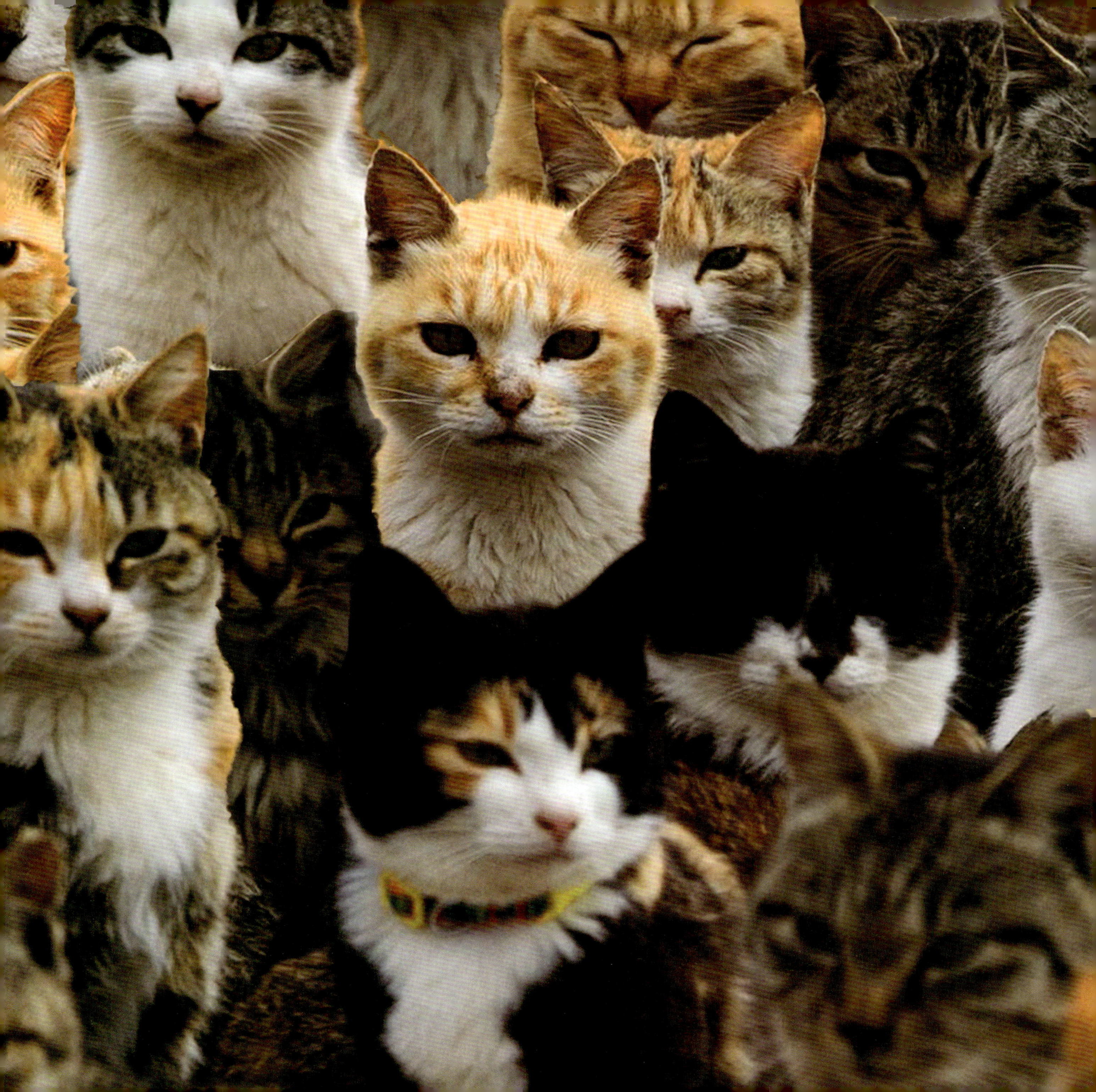

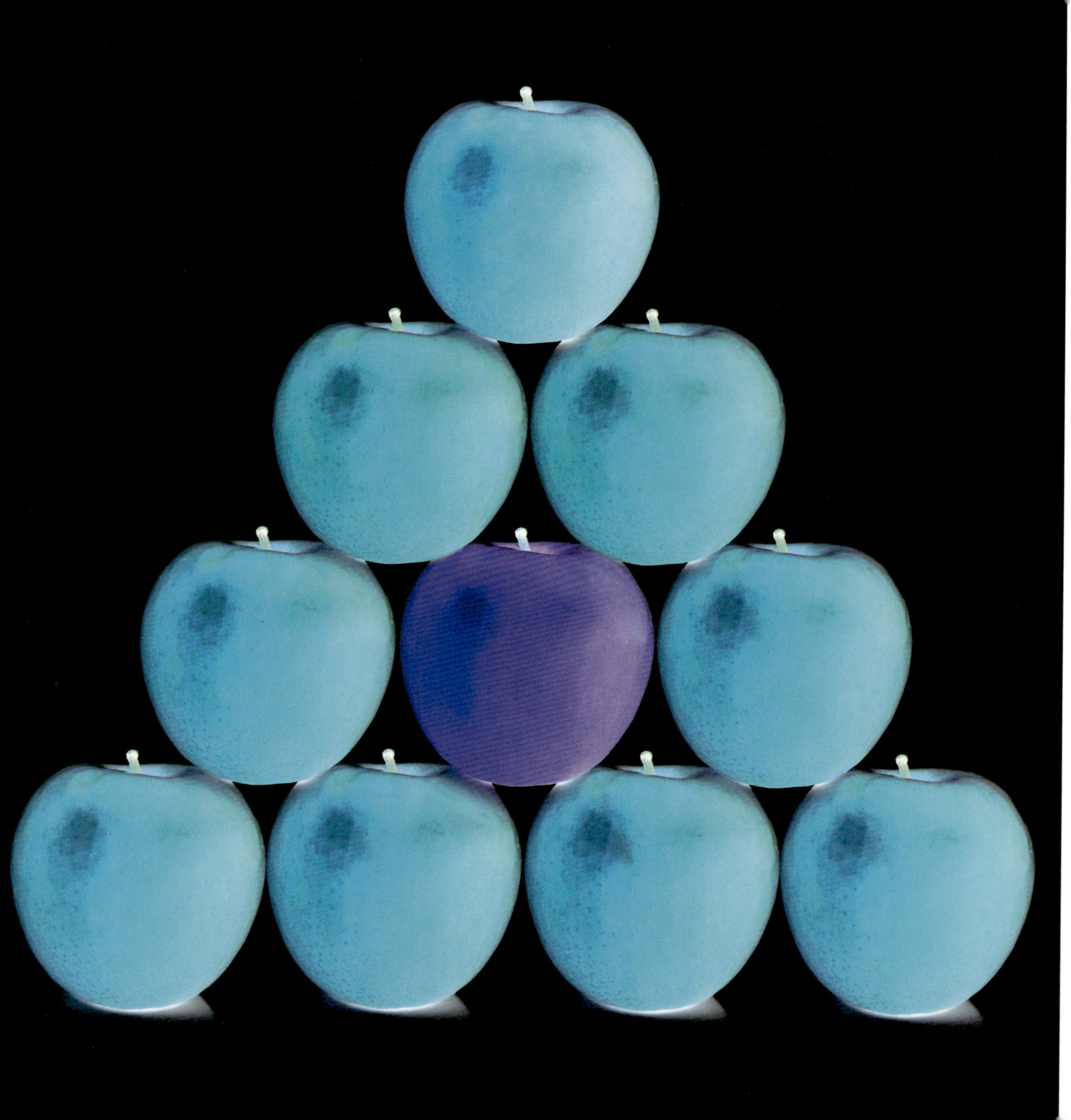

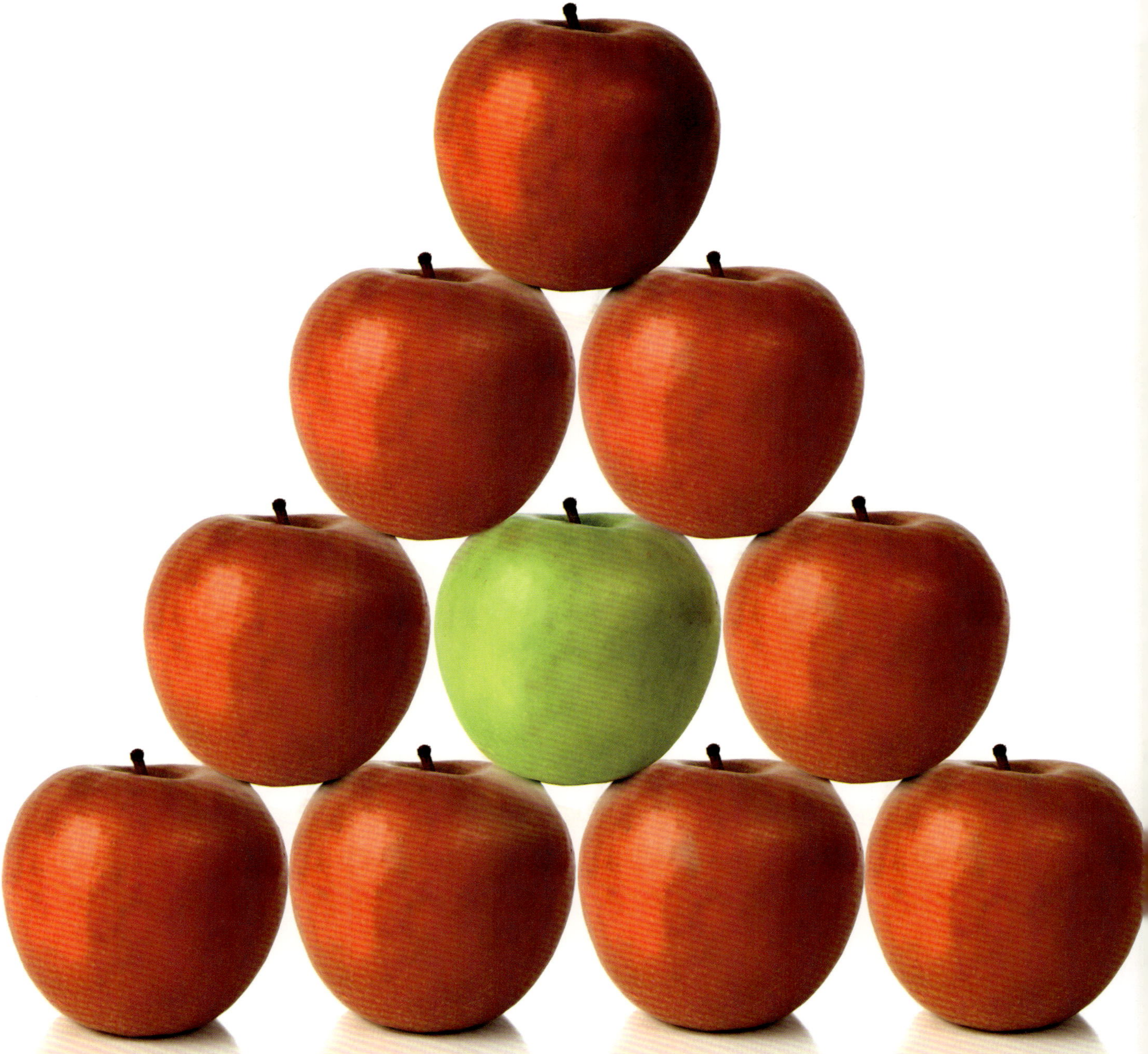

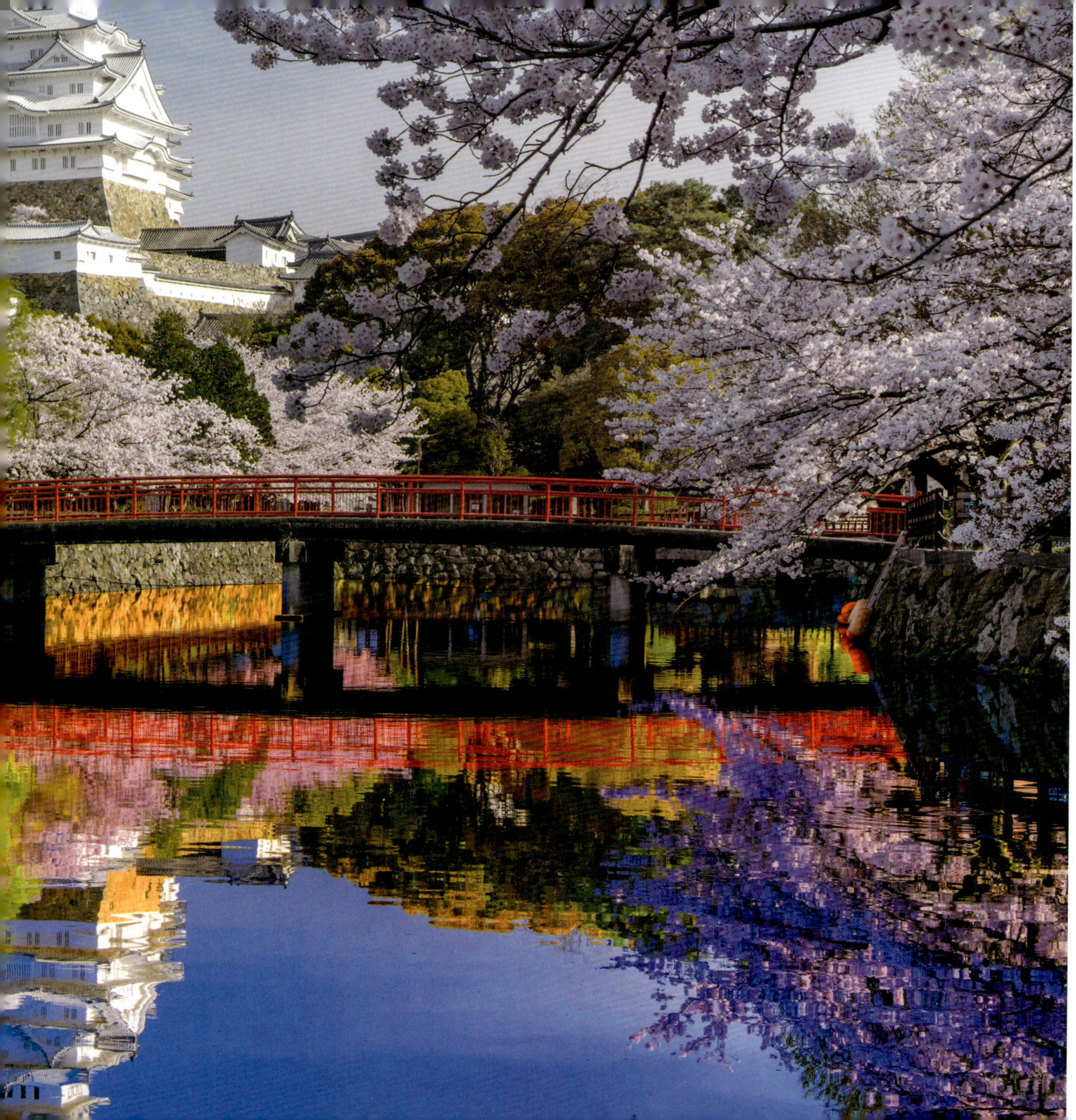

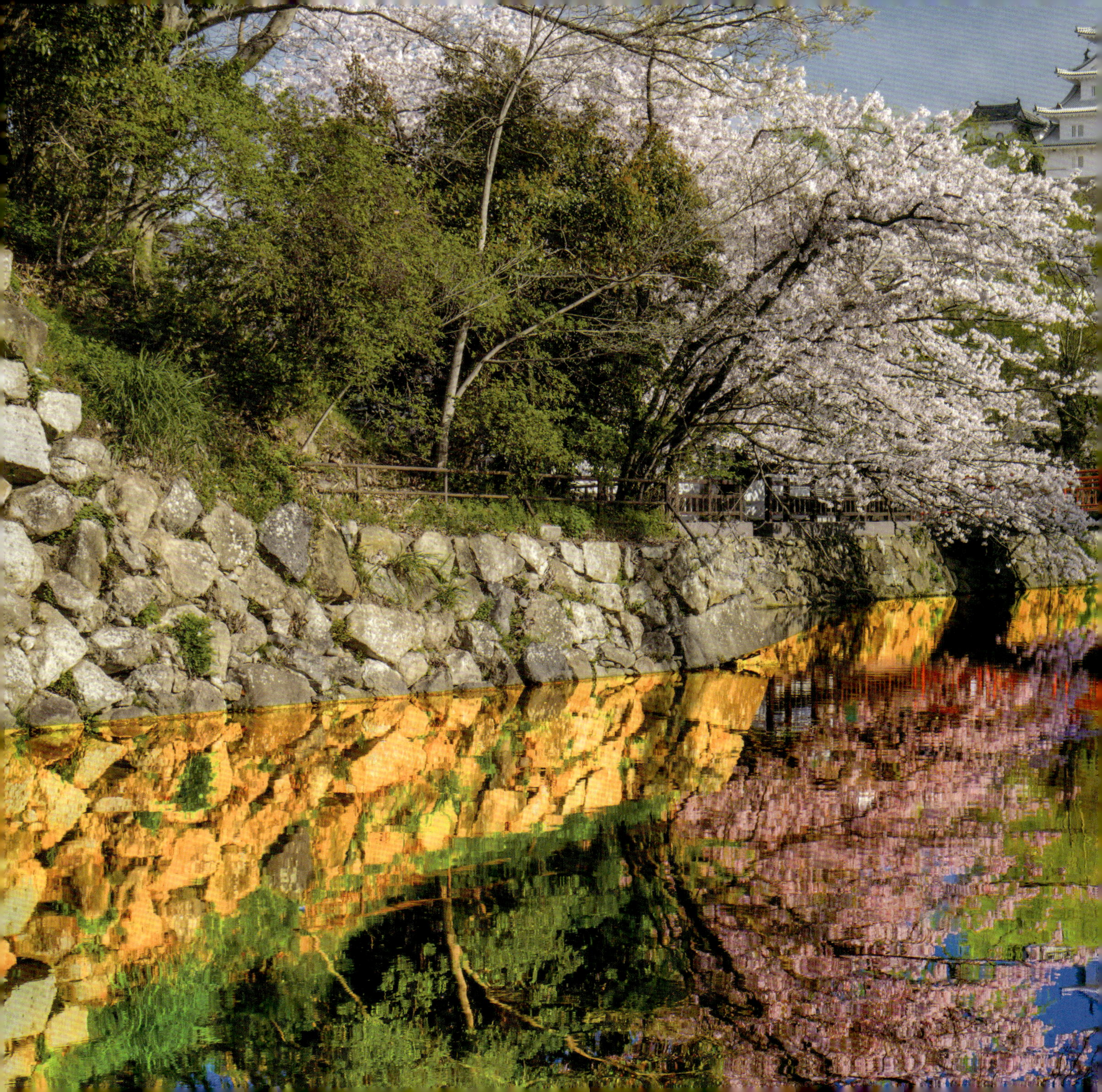

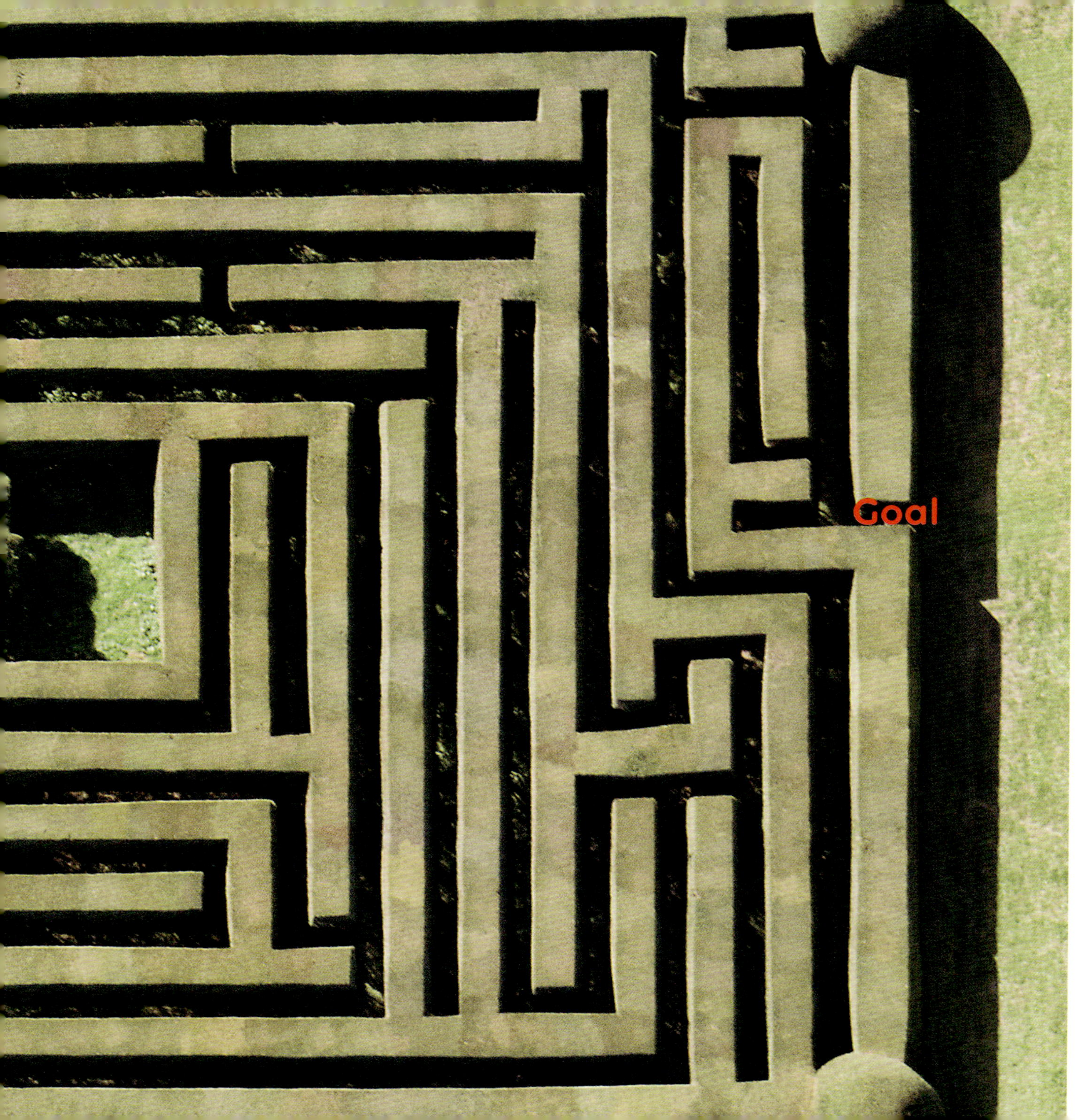
Goal

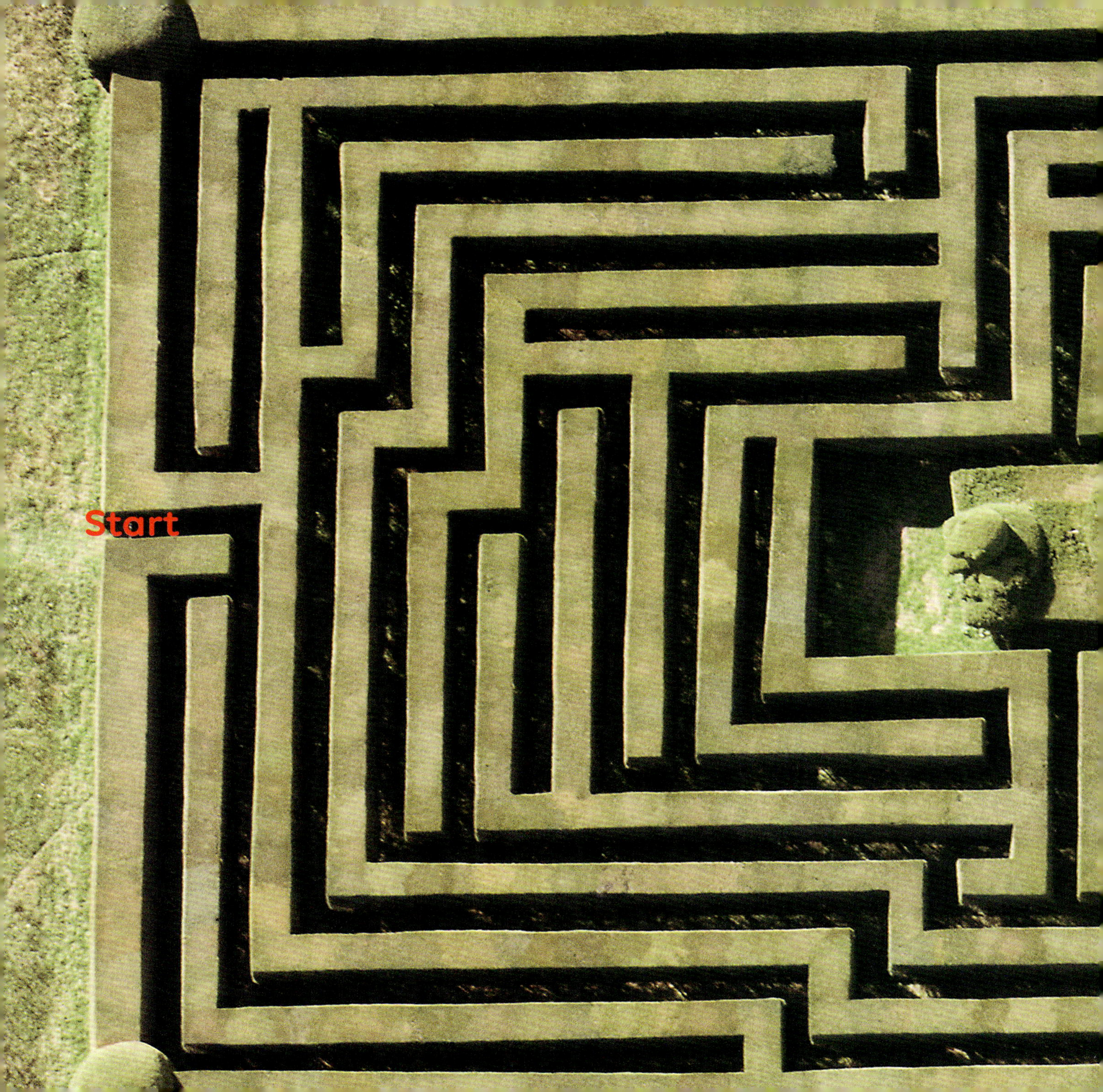
Start

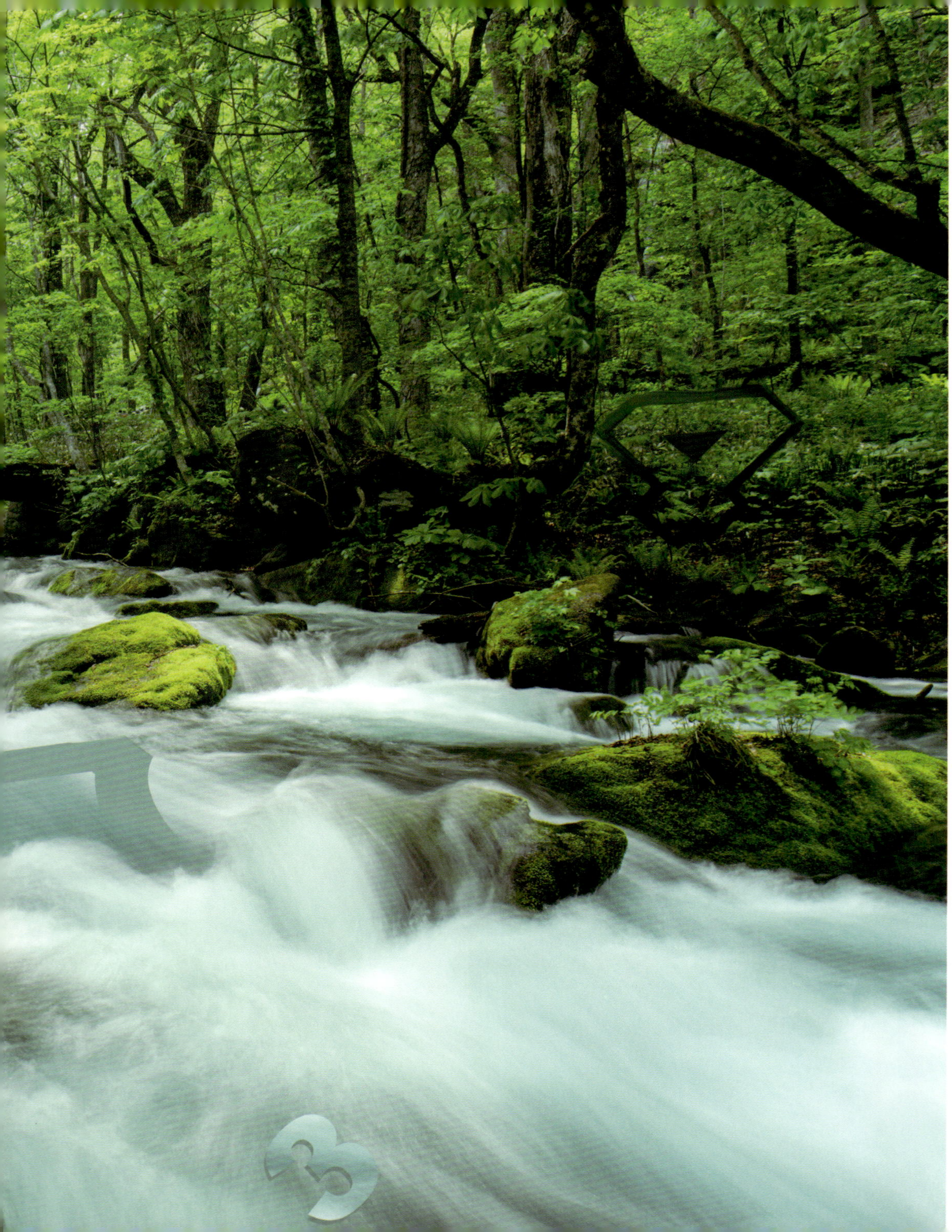

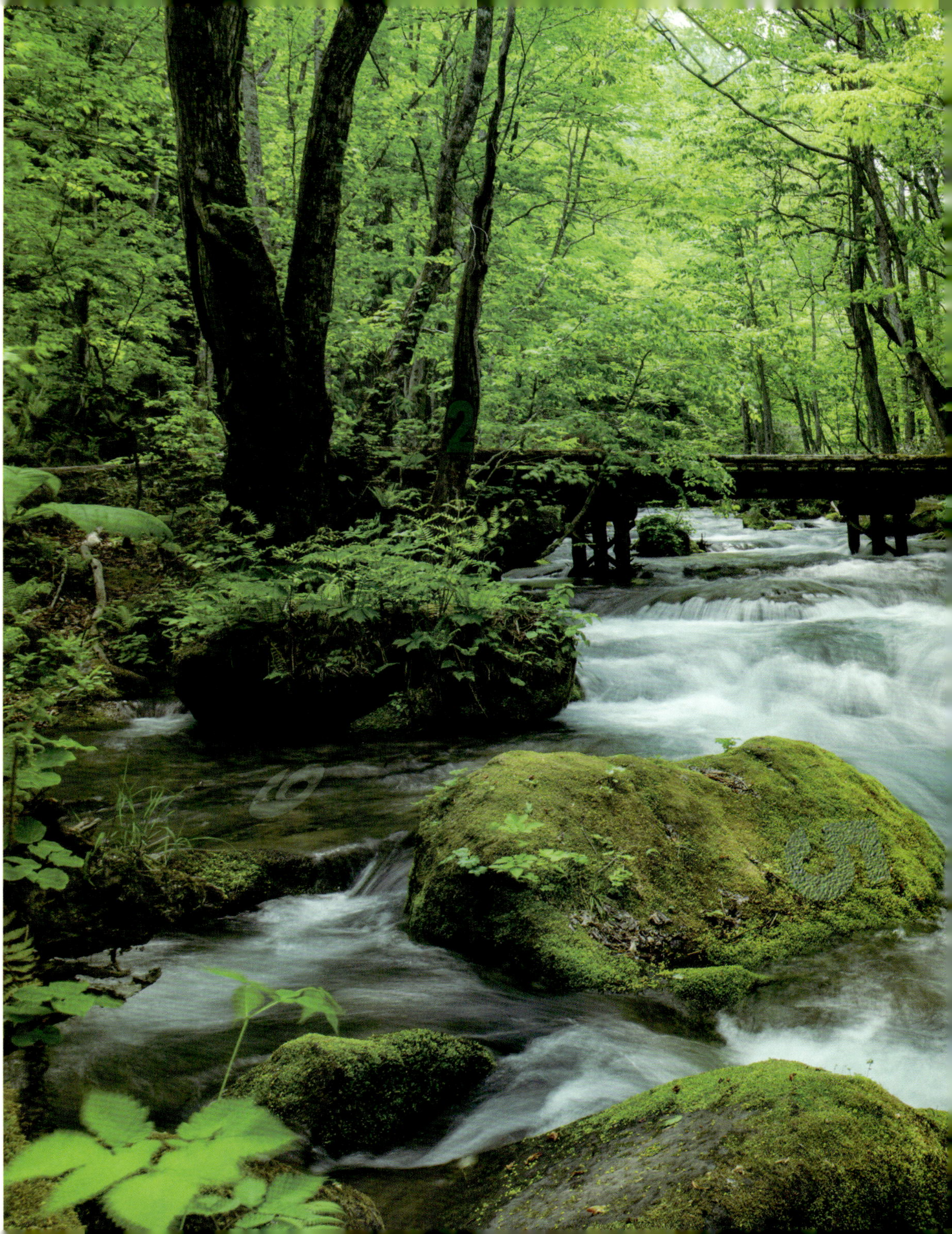

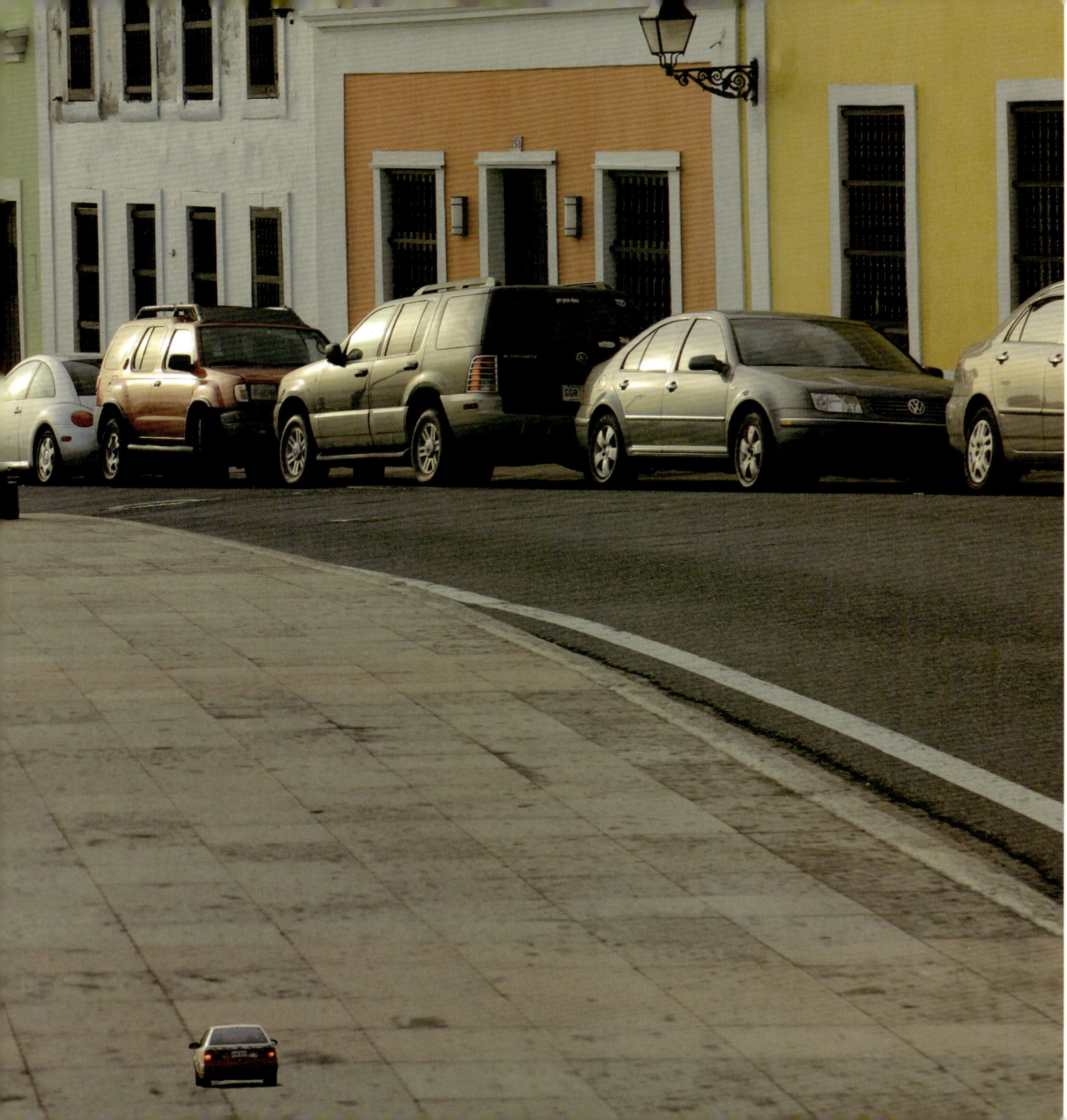

Day 14

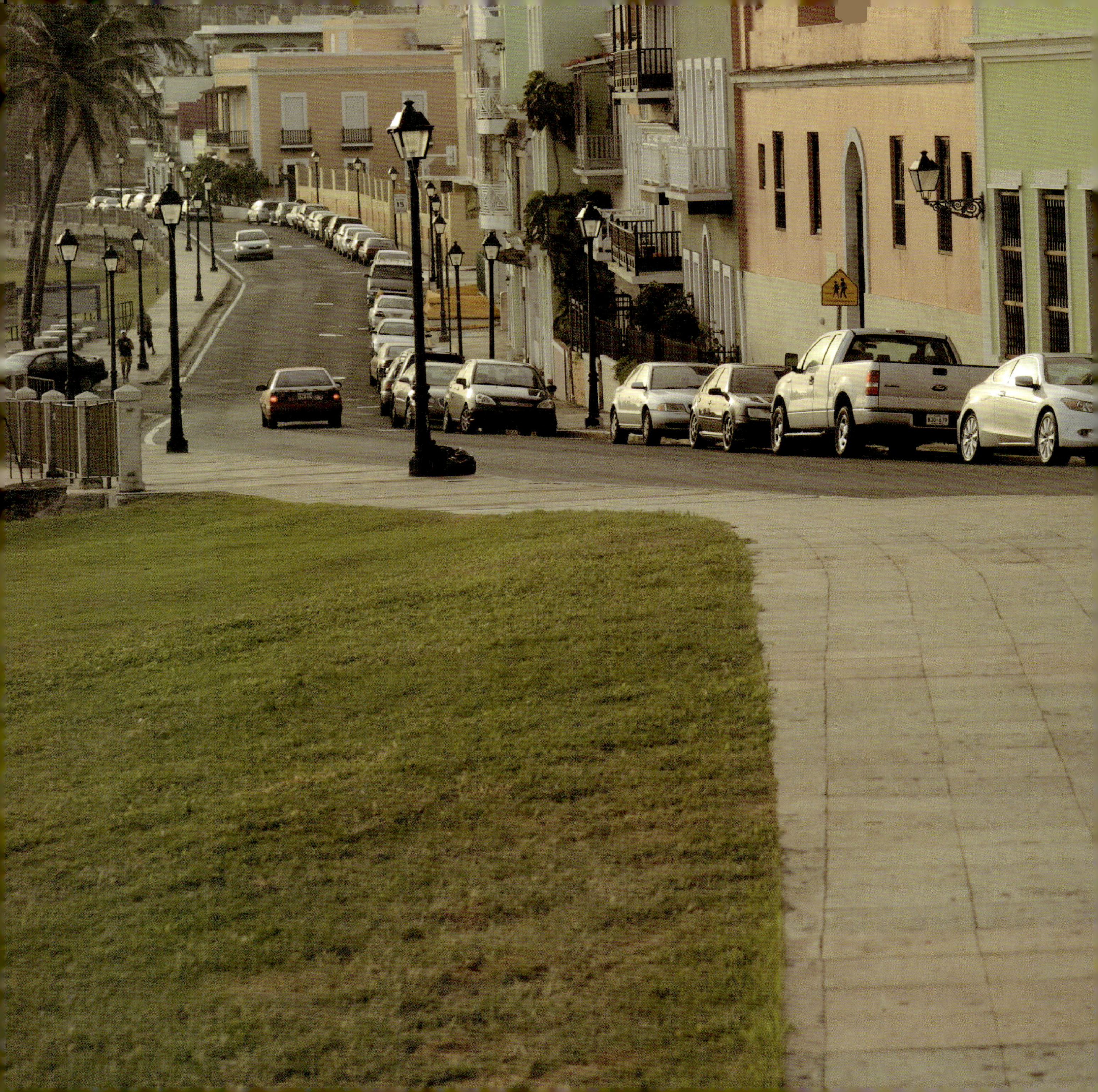

目がよくなるすごい写真

3rd week

［第3週］

Day 15

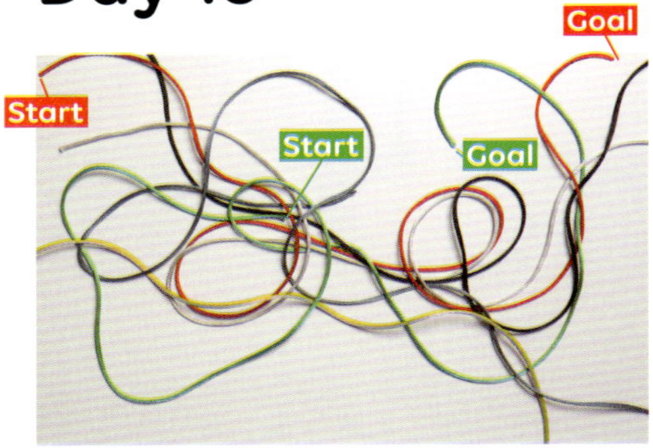

赤と緑のひもを目で追いましょう

カラフルなひものなかから、赤いひもと緑のひもを選び、それぞれスタートからゴールまで目で追います。ひもを目で追うことによって視線を動かすトレーニングになり、毛様体筋がきたえられます。

Day 16

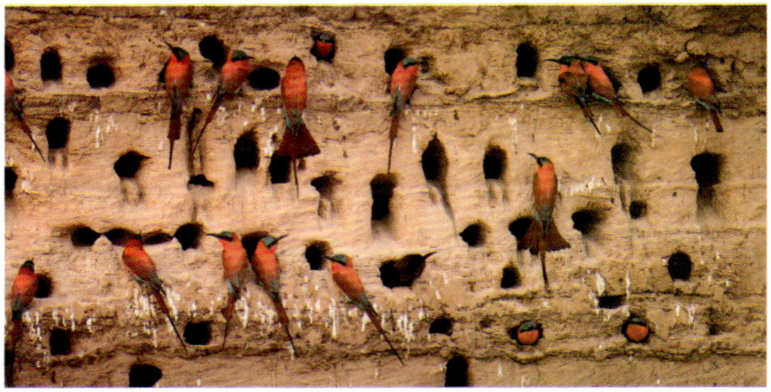

鳥が何羽いるか数えましょう

鳥が何羽いるか、指を使わずに目で追って数えましょう。視線を動かすことによってピント調整の筋肉をきたえます。紛らわしい鳥もいるので、注意して見ることが脳の活性化にも。※答えは94ページ。

Day 17

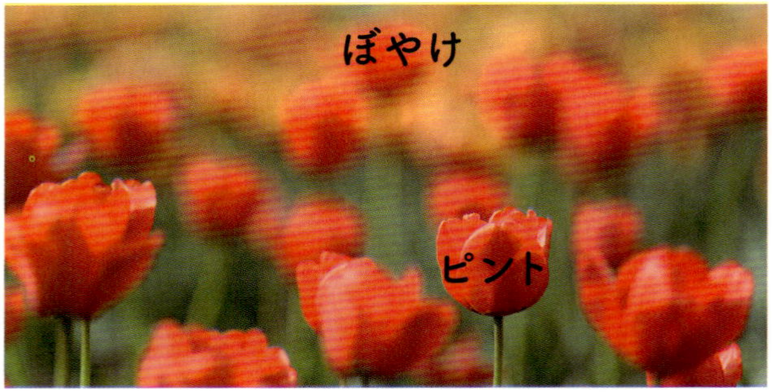

ぼやけた形を想像してみましょう

手前のピントの合っているチューリップを30秒見たあと、奥のぼやけている部分に視線を移し、形を想像して脳内視力をきたえましょう。ぼやけた画像を眺めると、眼球を支える筋肉のこわばりがリラックス。

Day 18

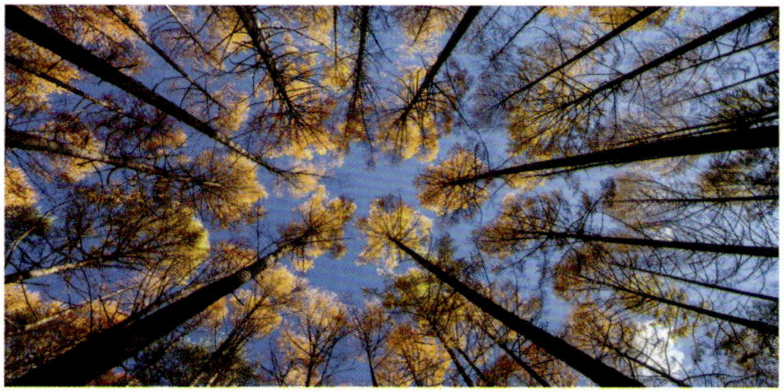

見上げた風景を疑似体験しましょう

日常では体験することの少ない〝森の中で見上げる行為〞を、写真を通して疑似体験。そこには違う世界が開けます。景色を見てリラックスするとホルモンバランスが整い、目も脳も活性化。

Day 19

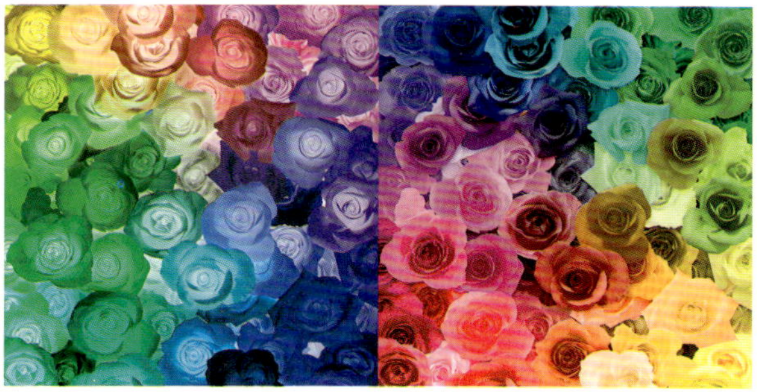

色彩に対する感覚を磨きましょう

左右のページの写真は、もともと同じ写真ですが、お互いに反対色になっています。それぞれの写真に彩られた色に視線を飛ばして見比べてみて。反対色の組み合わせをよく意識することで色に対する感度が高まります。

Day 20

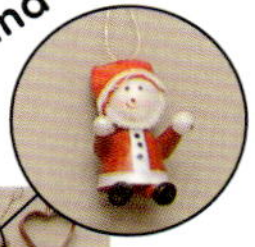

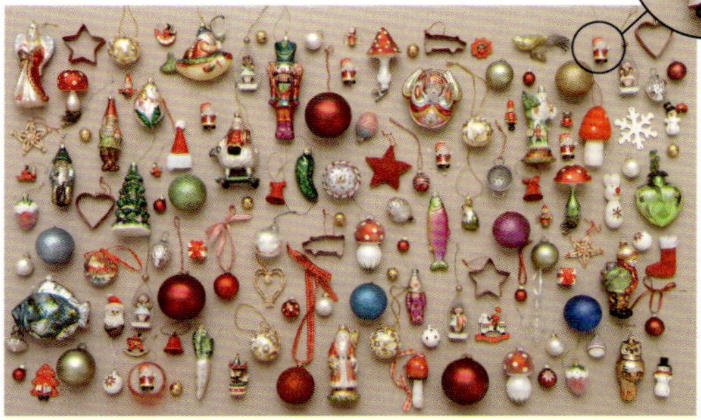

標的のサンタを探そう

並んだクリスマスオーナメントのなかに、標的のサンタのモチーフはいくつあるでしょう？　探しながら目を動かすことで、脳と目の筋肉を同時に活性化します。認知症の予防にも。※答えは94ページ。

Day 21

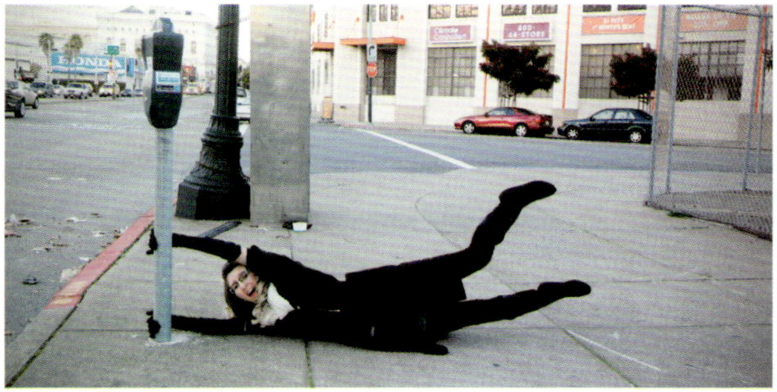

時計回りに回して見ると、どう変わる？

90度ずつ、時計回りに写真を回してみましょう。周りの状況によって、位置や大きさ、色までも影響を受けてしまうのが、目の不思議なところ。視覚補正の不思議さ、面白さを感じてください。

Goal
Goal

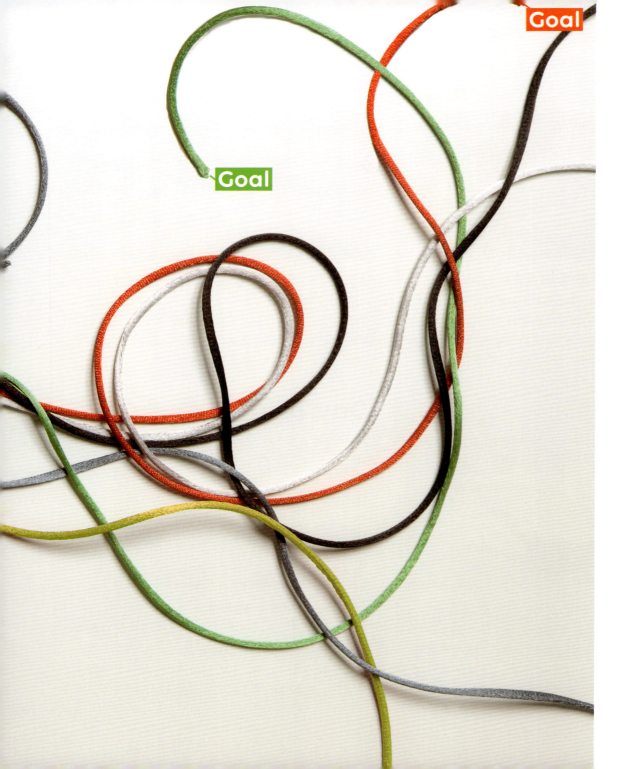

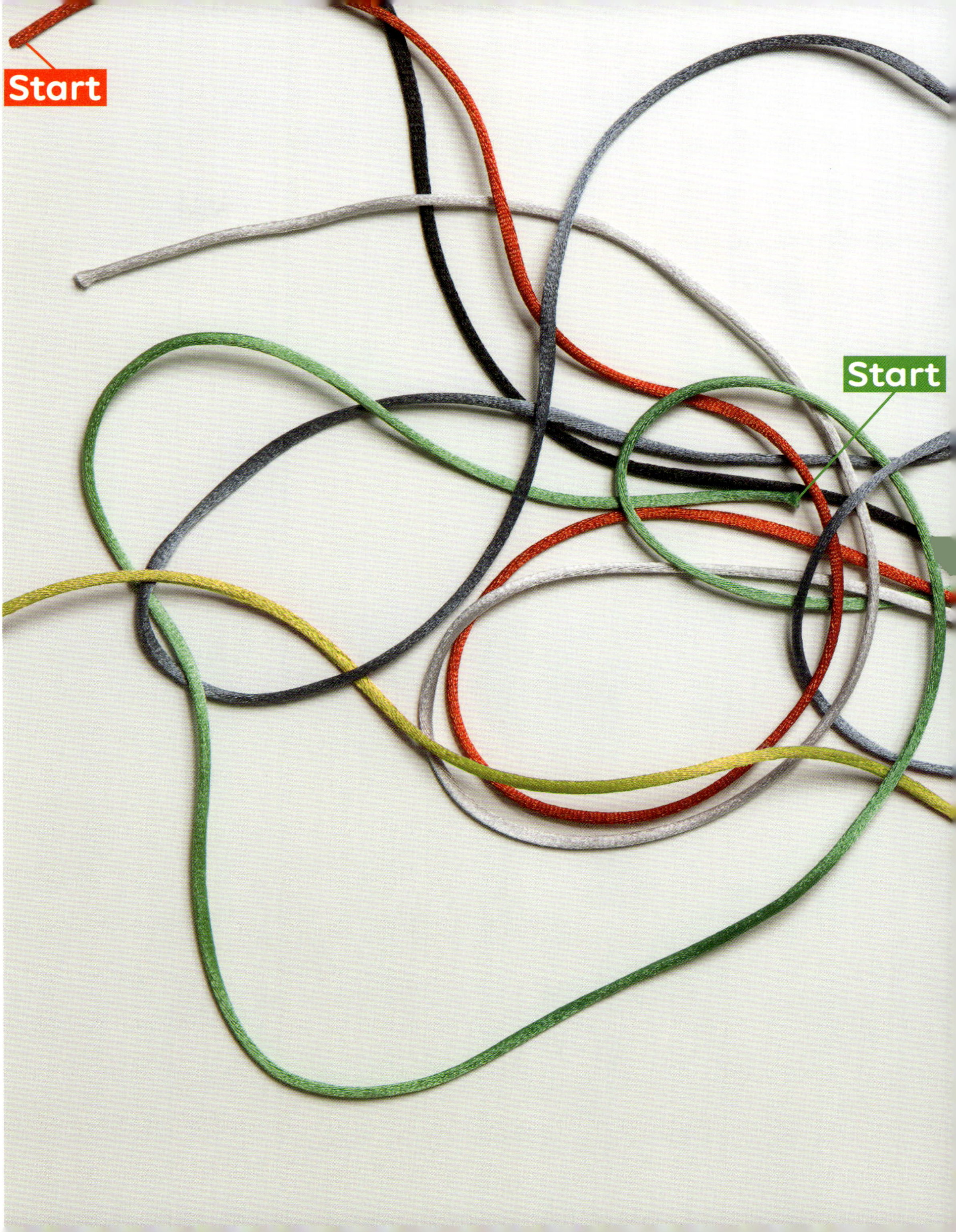
Start
Start

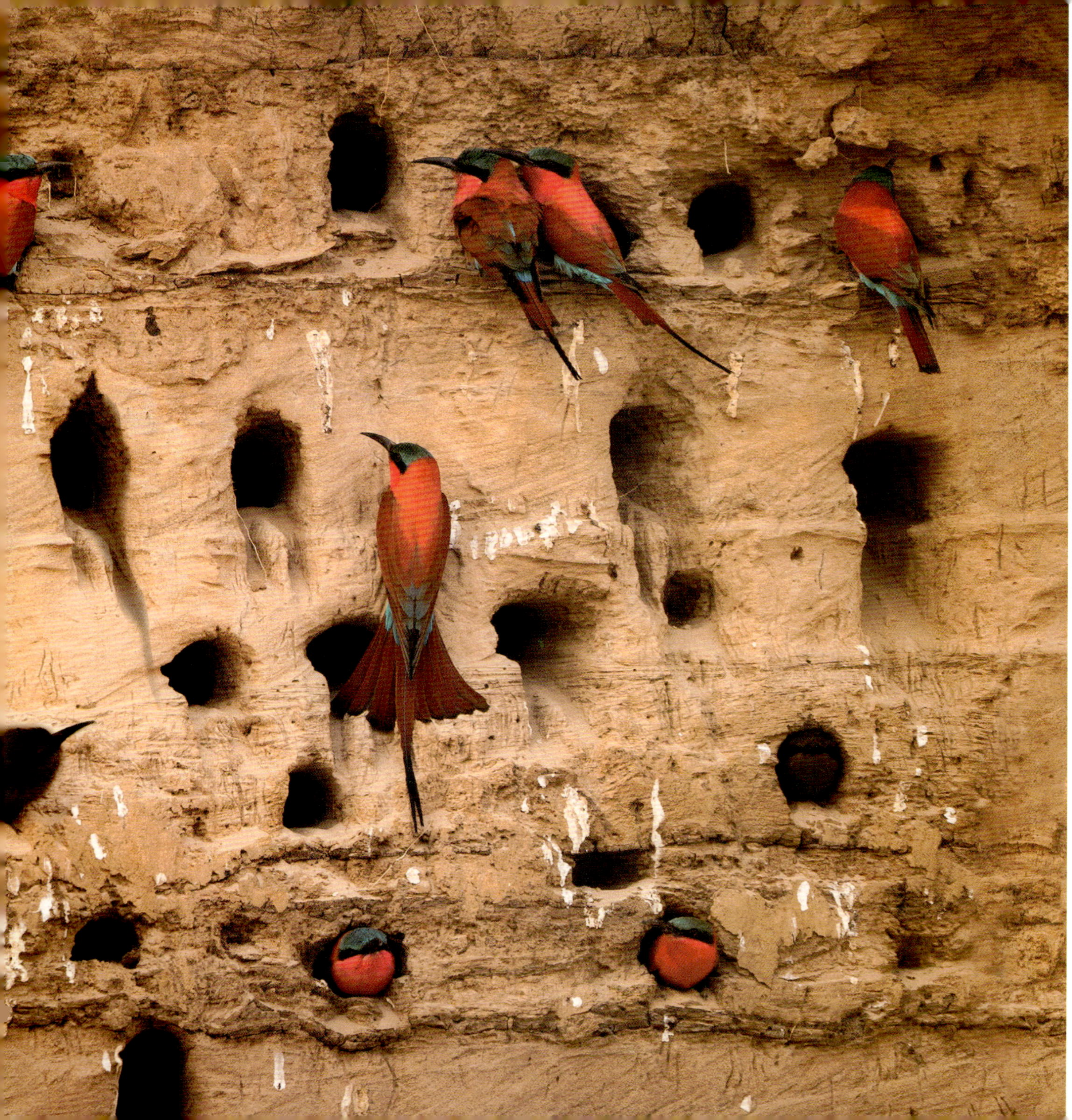

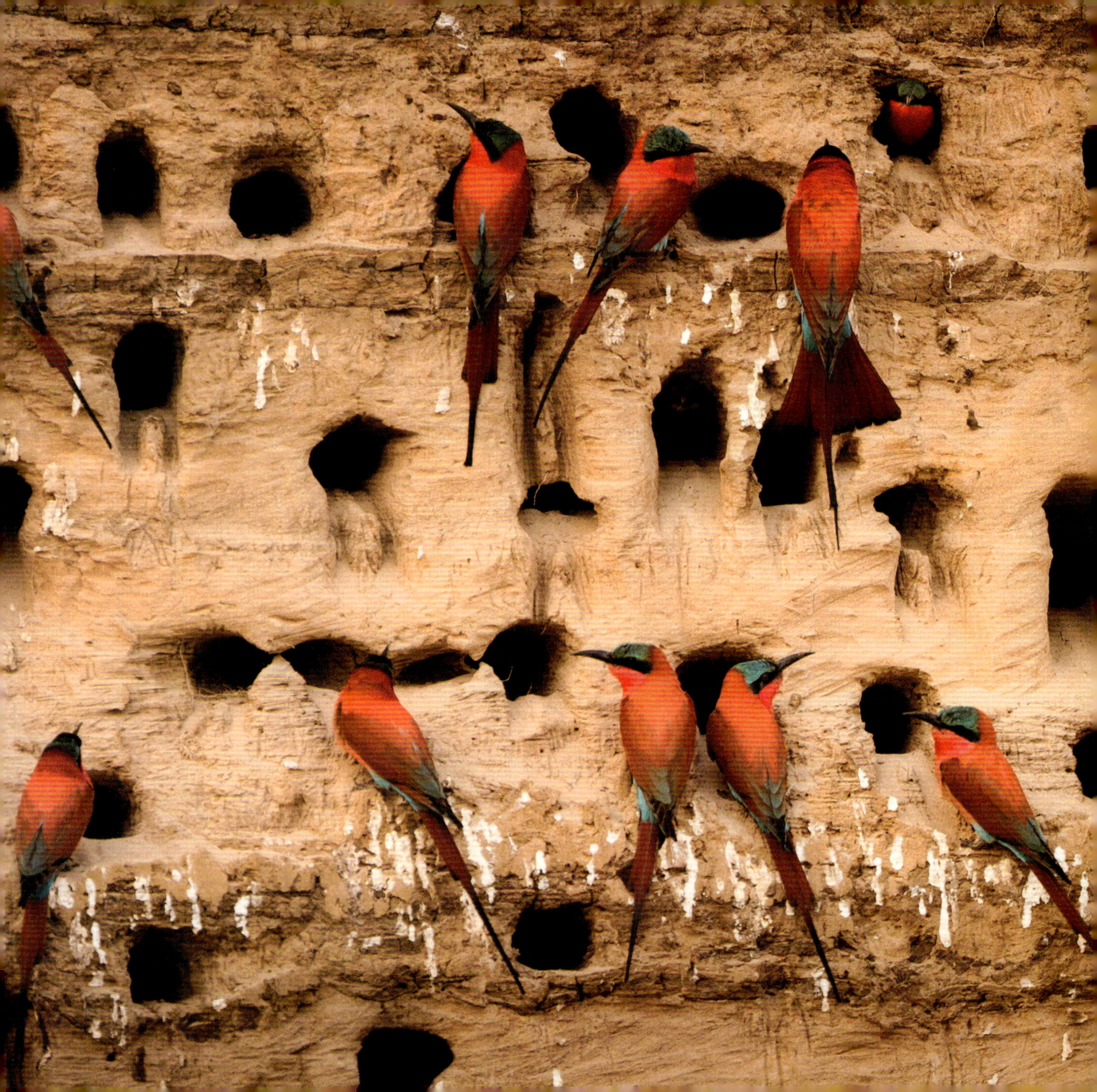

Day 17

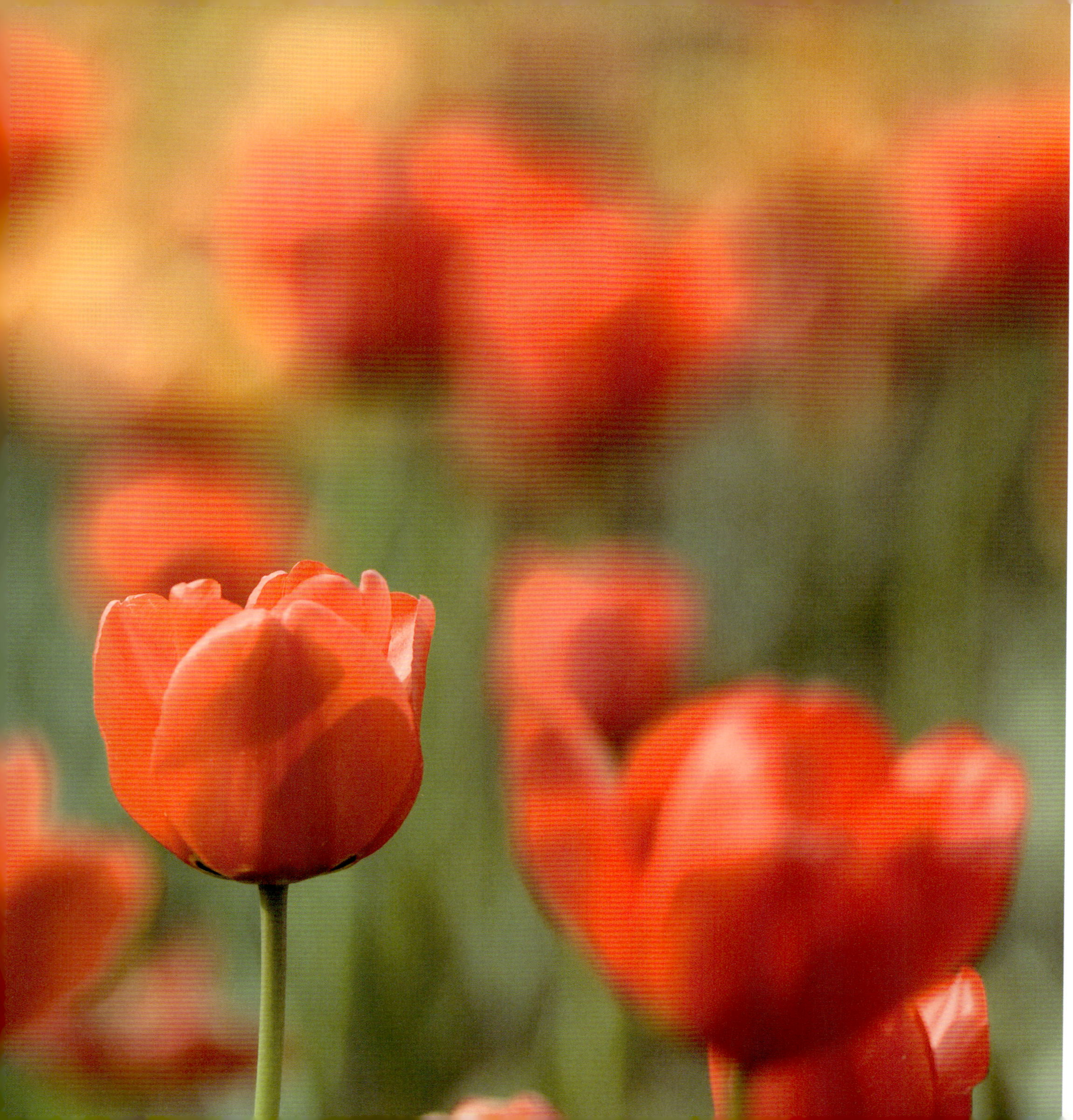

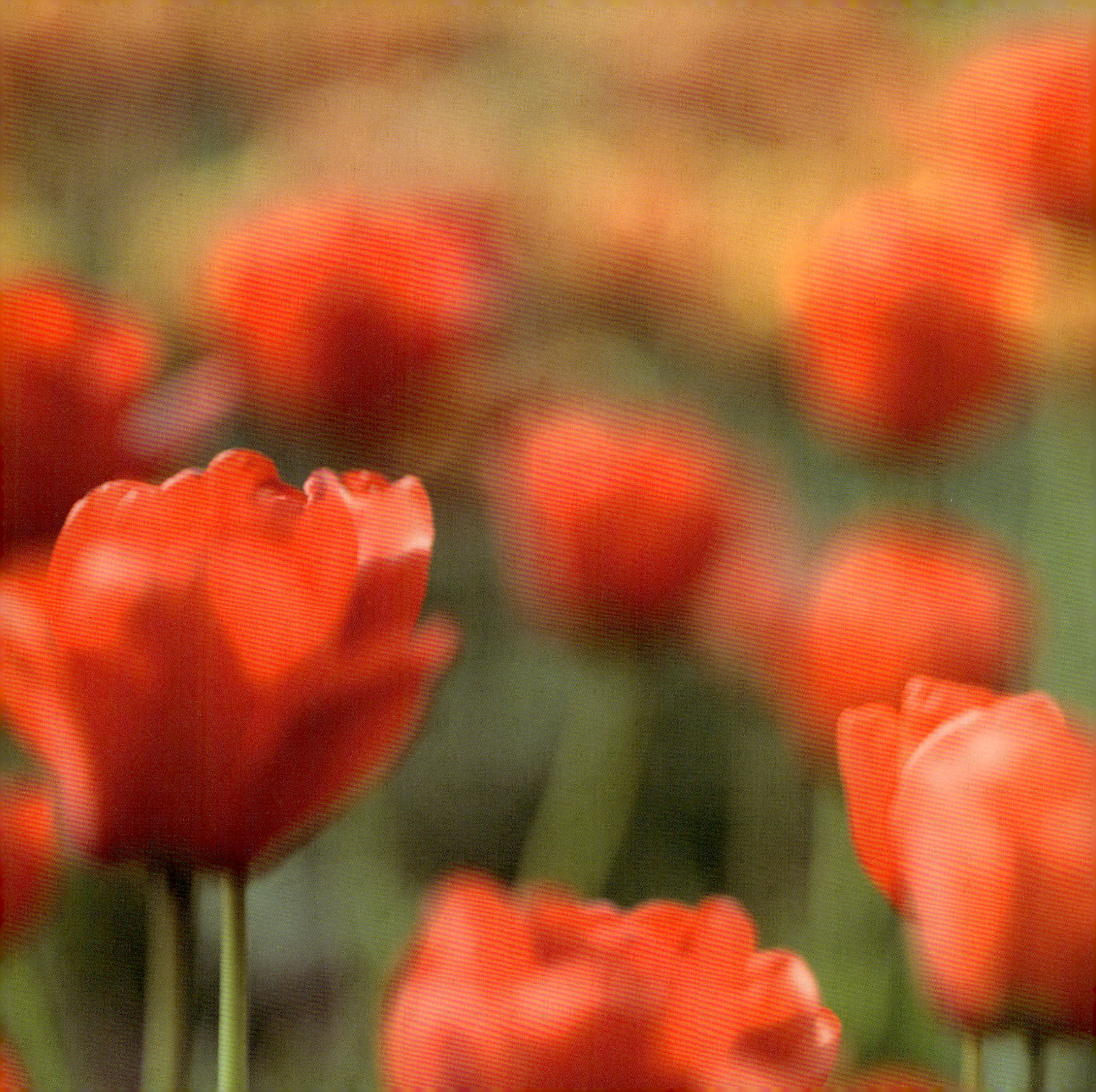

Day 18

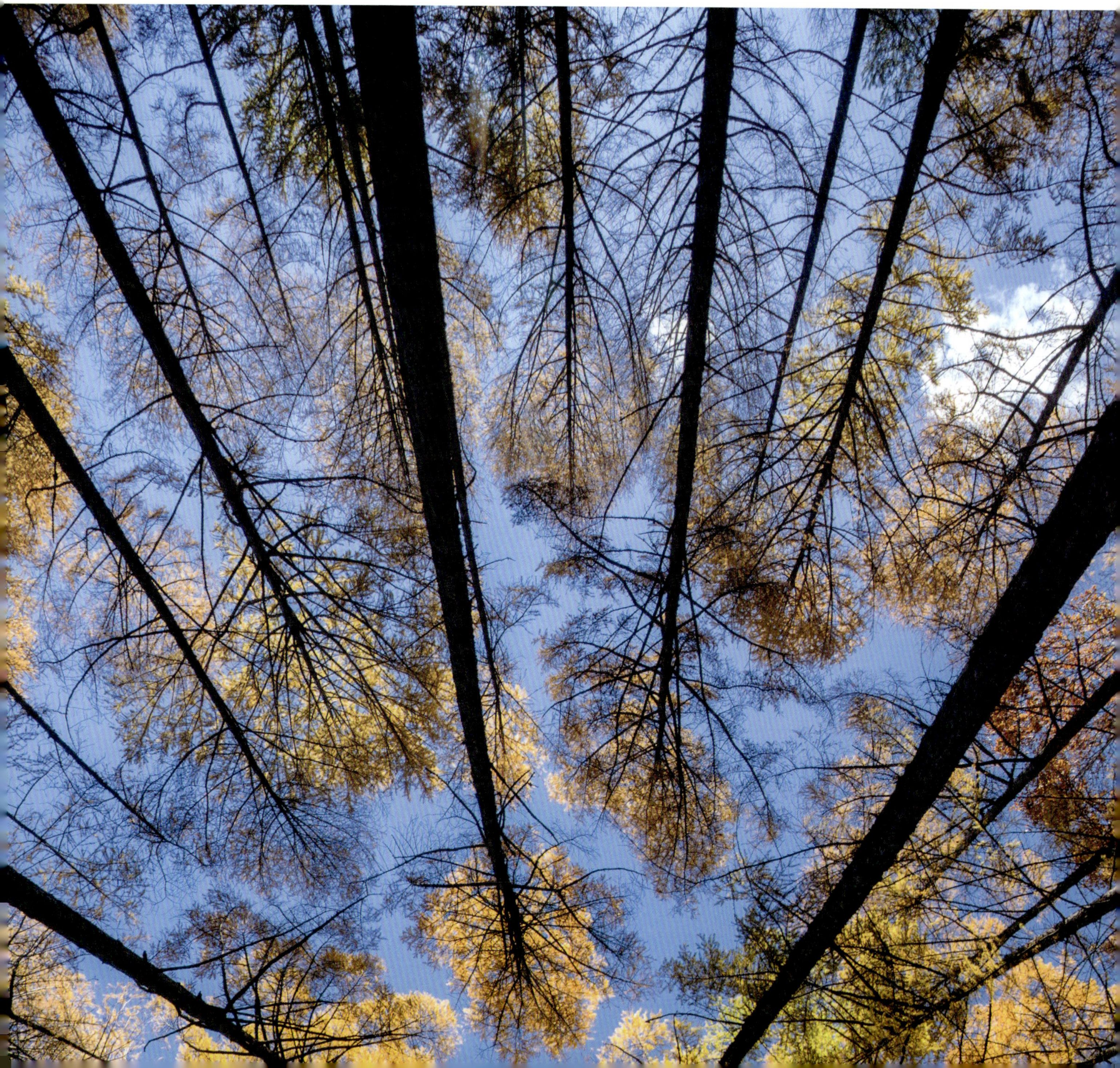

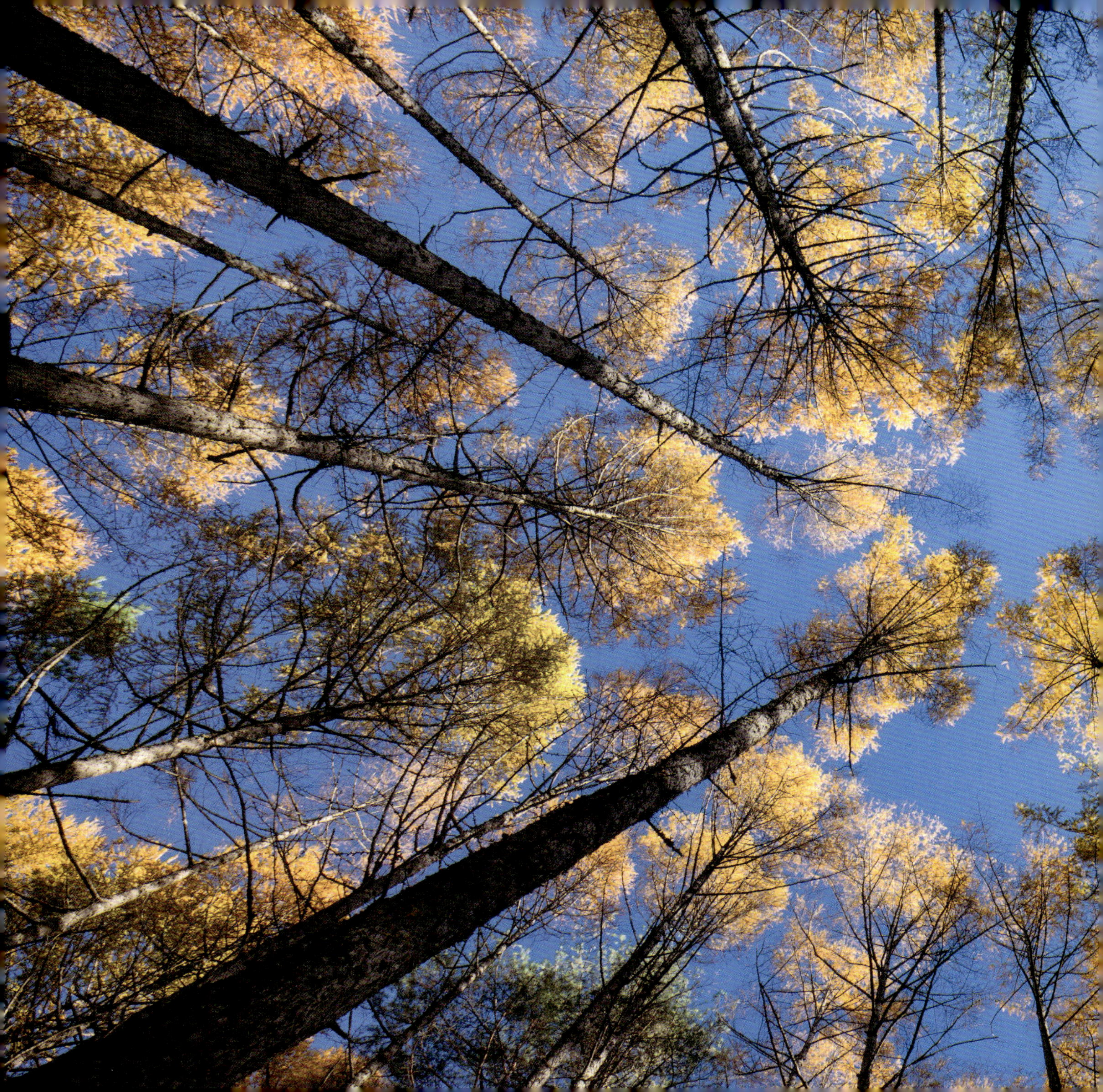

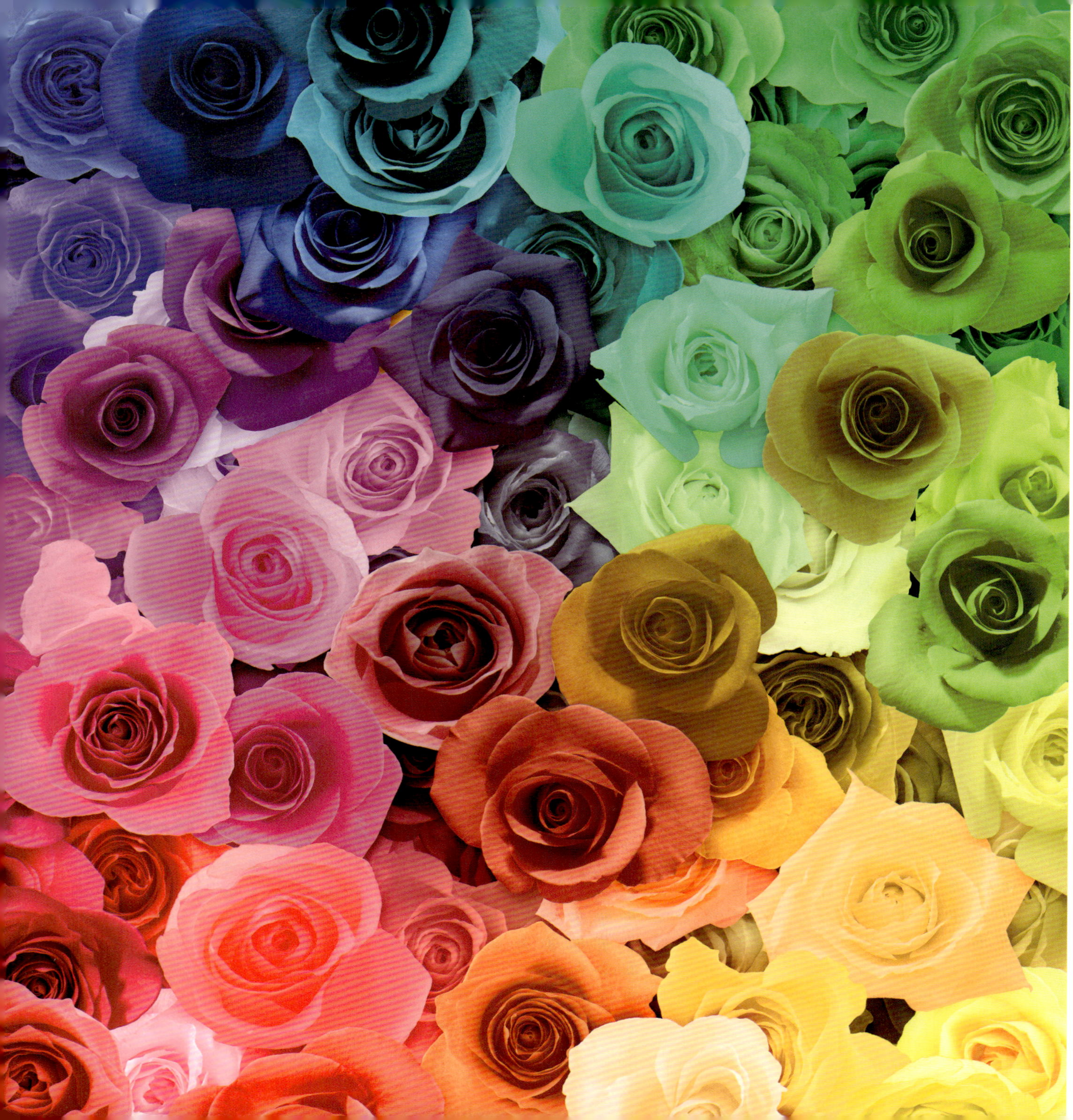

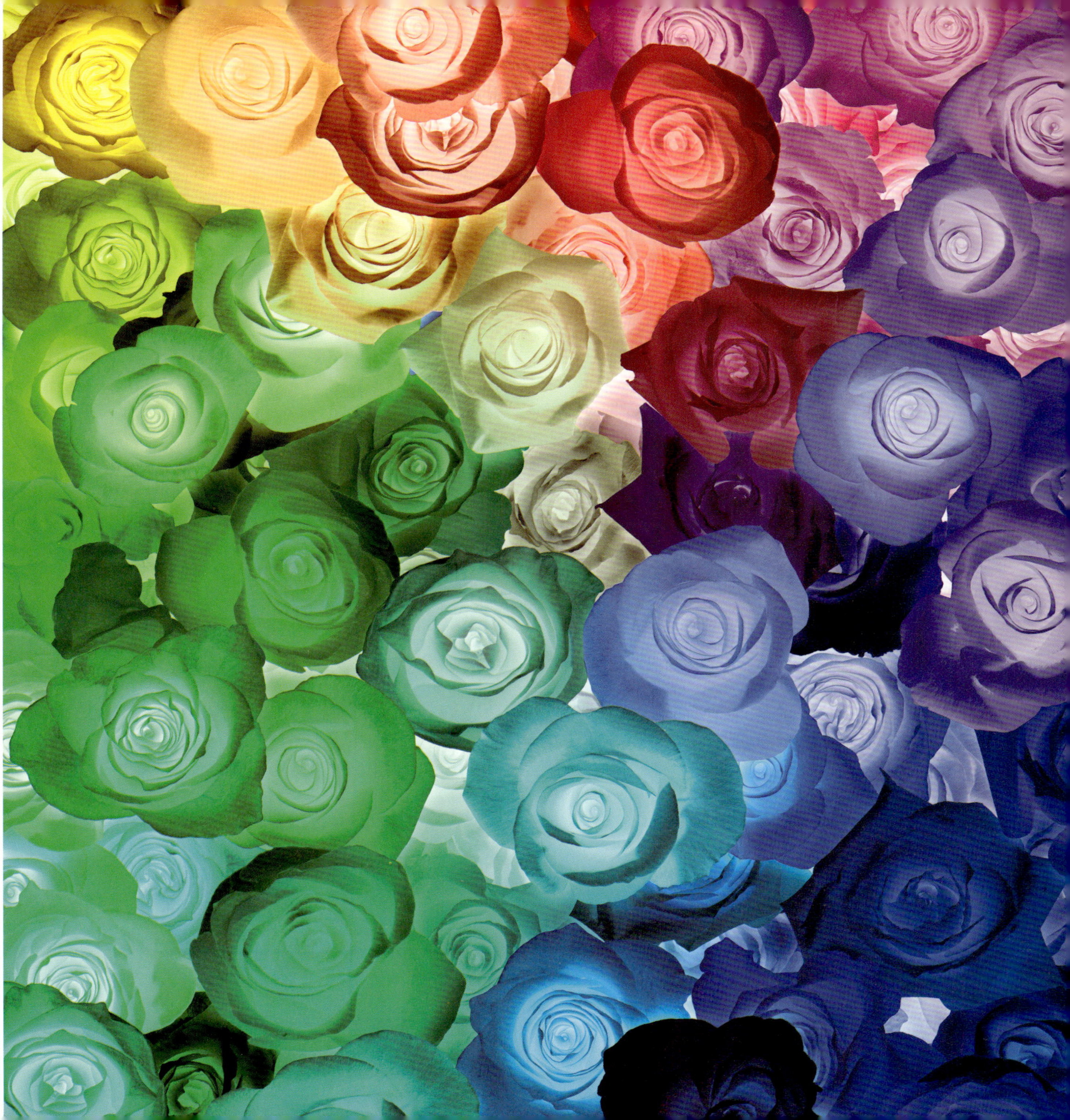

Day 20

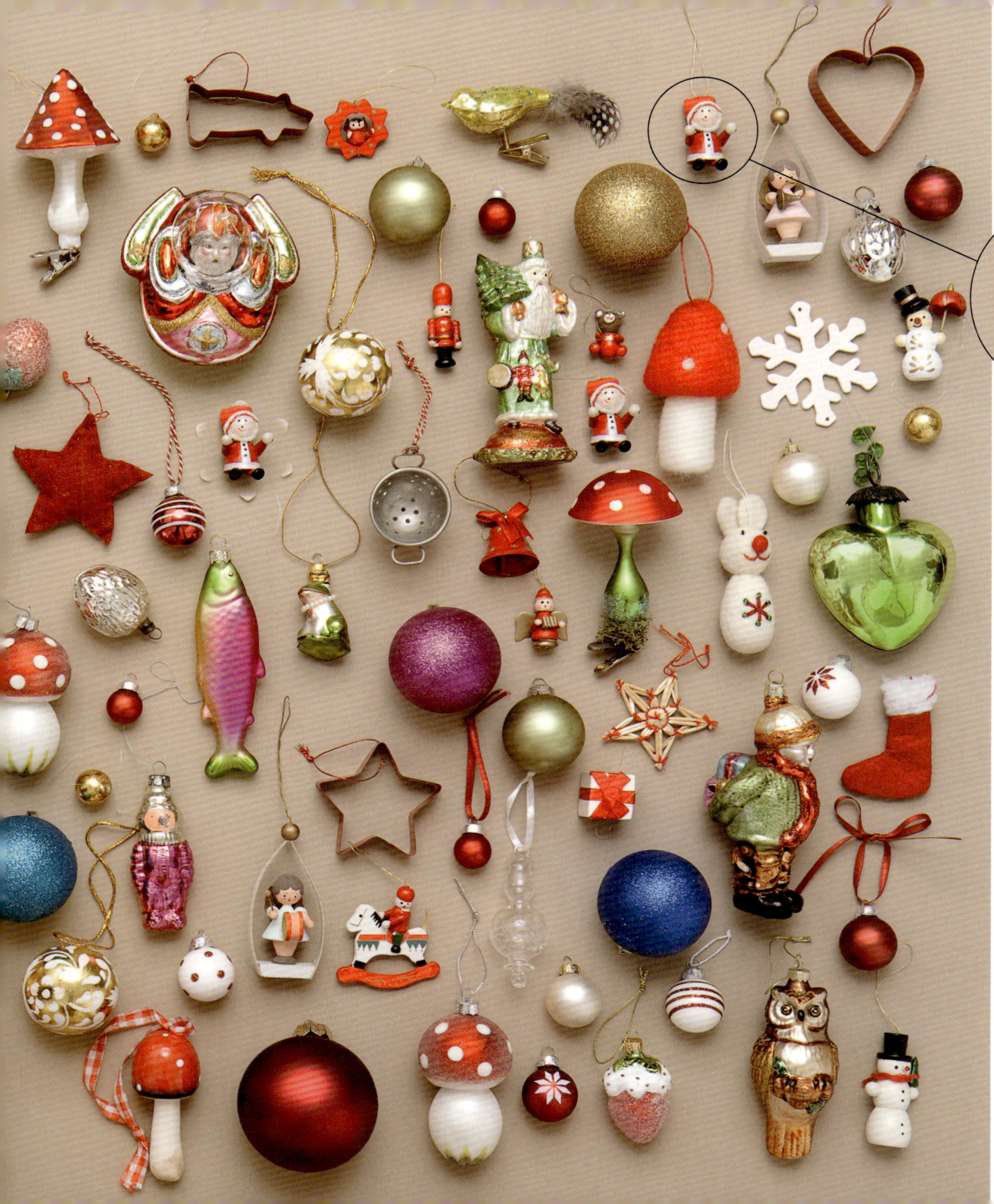

Find it !

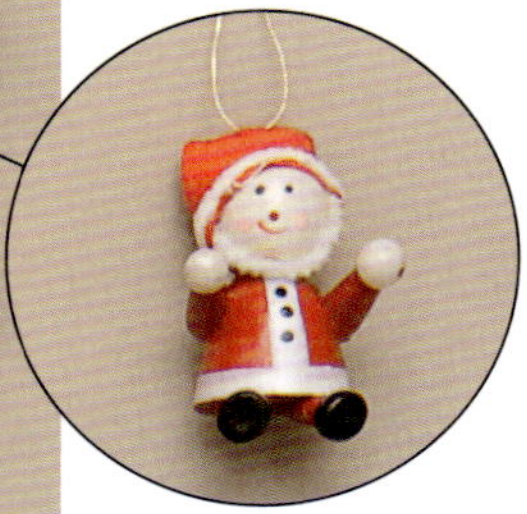

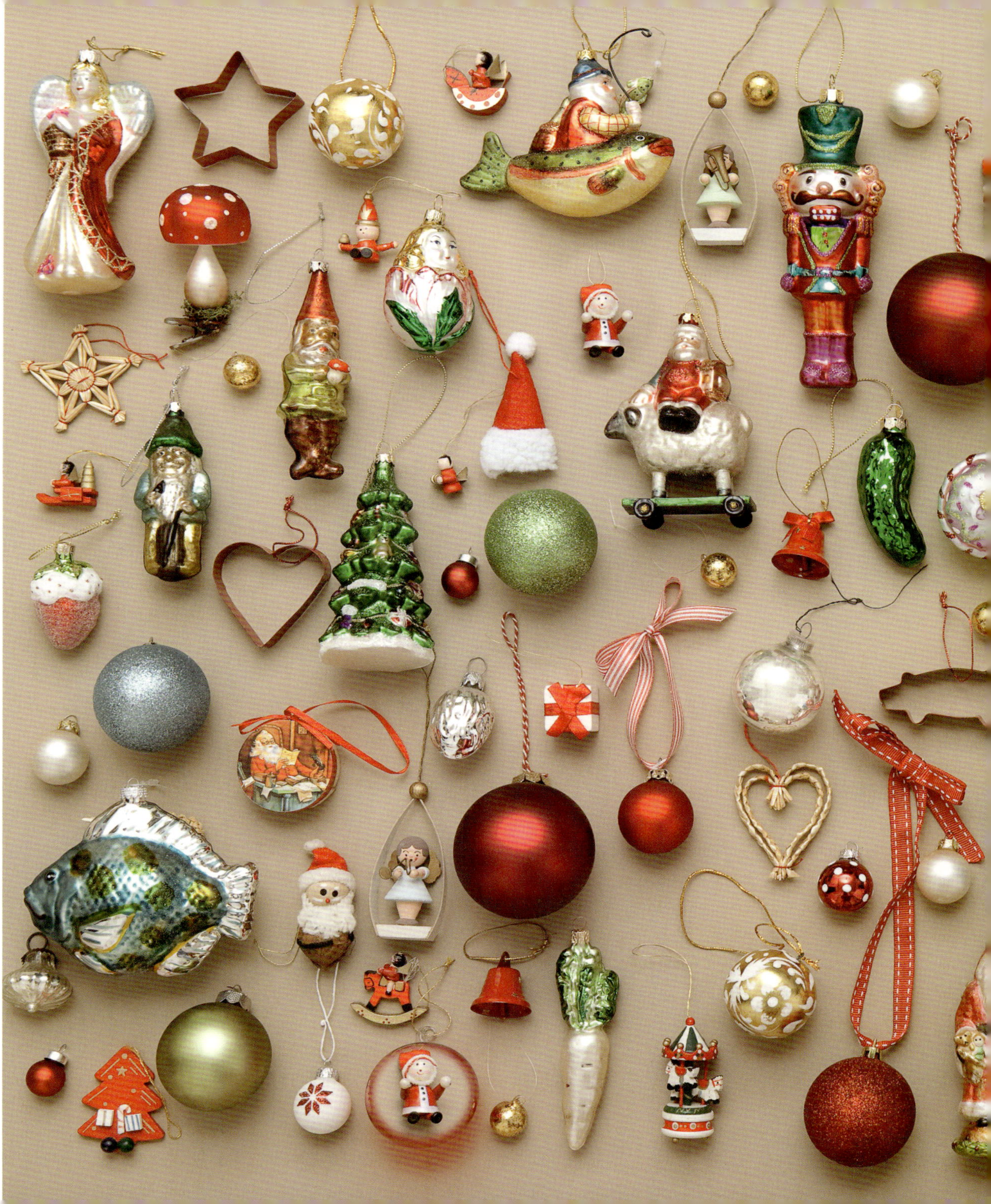

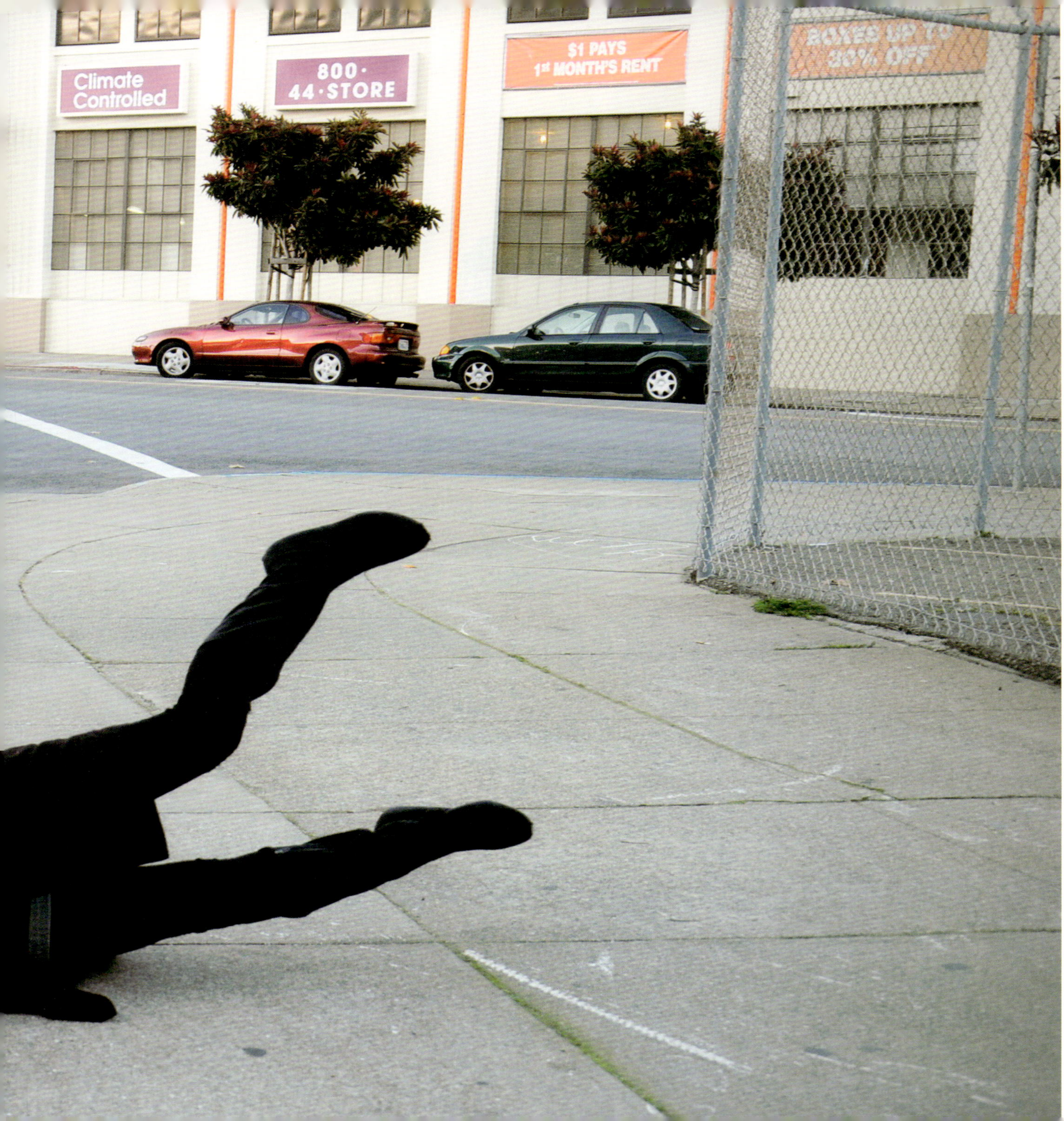
Climate Controlled
800·44·STORE
$1 PAYS 1st MONTH'S RENT
BOXES UP TO 30% OFF

Day 21

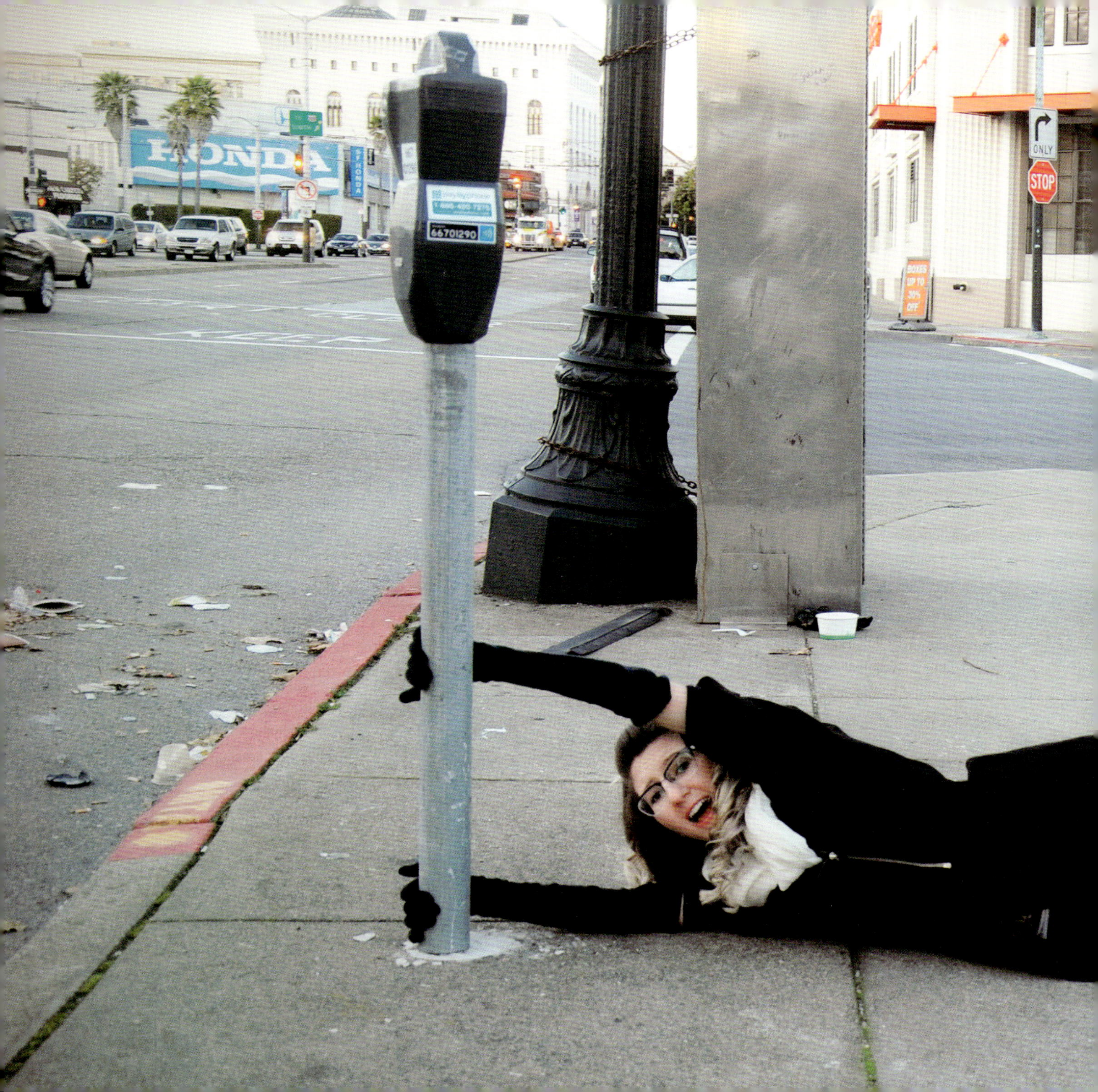
HONDA
66701290
ONLY
STOP

目がよくなるすごい写真 4th week

［第4週］

Day 22

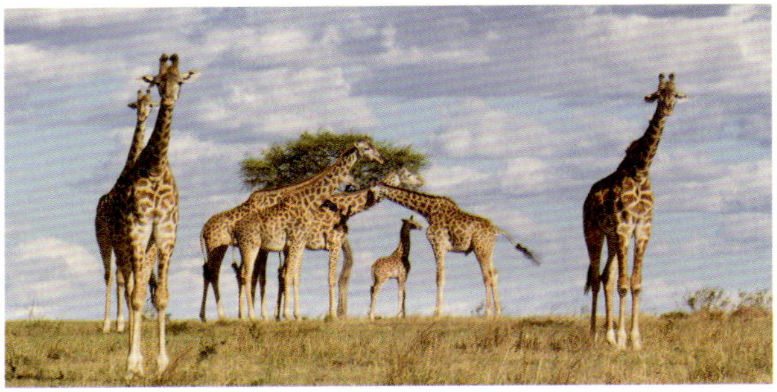

キリンが何頭いるか数えましょう

自分がサバンナにいると想像して。目の前に現れたキリンは、何頭でしょう？　指を使わずに目で追うだけで数えます。紛らわしい視覚情報から適切な情報を抜き取ることは、脳トレにも。※答えは94ページ。

Day 23

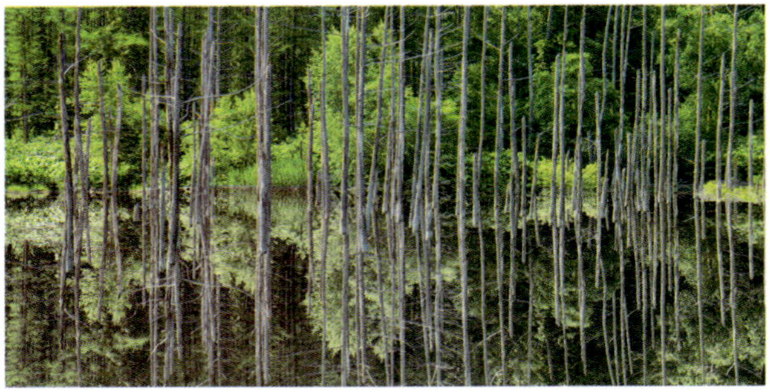

自然の景色を眺めましょう

壮大な景色や緑に溢れた自然の景色は、心をリラックスさせてくれます。湖面に映り込んだ景色は、壮大なアートのよう。目にも脳にも優しい写真で、忙しい毎日に疲れた目と心をリフレッシュさせて。

Day 24

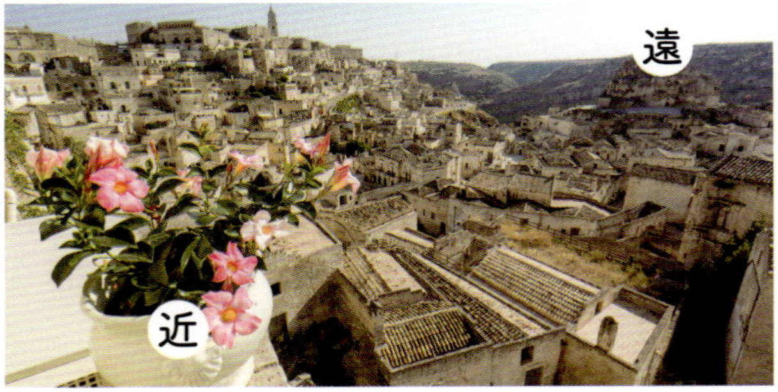

遠くと近くを交互に見ましょう

手前の花瓶と、奥の山の稜線《りょうせん》。遠くと近くを交互に見ます。3秒ずつ10回繰り返し。遠近にピントを合わせることで、ピント調整する筋肉を刺激します。老眼の改善や予防にも。

Day 26

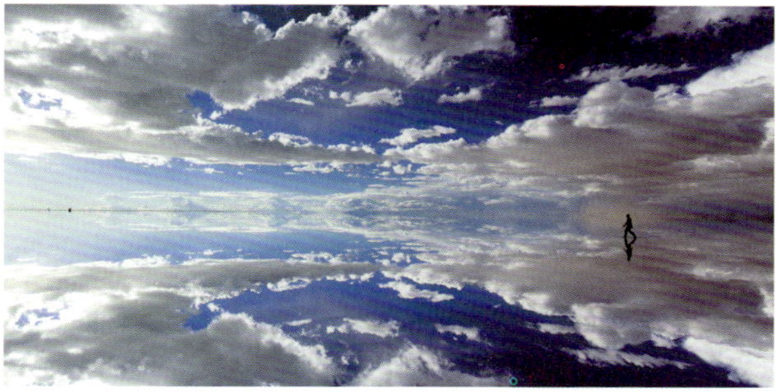

想像力を働かせながら眺めましょう

壮大な自然の景色に触れると、心が解放され、リラックス効果を得ることができます。全体をぼーっと眺めることで、目も休まります。想像力を働かせて、一枚の写真から自由な旅をスタートしては。

Day 25

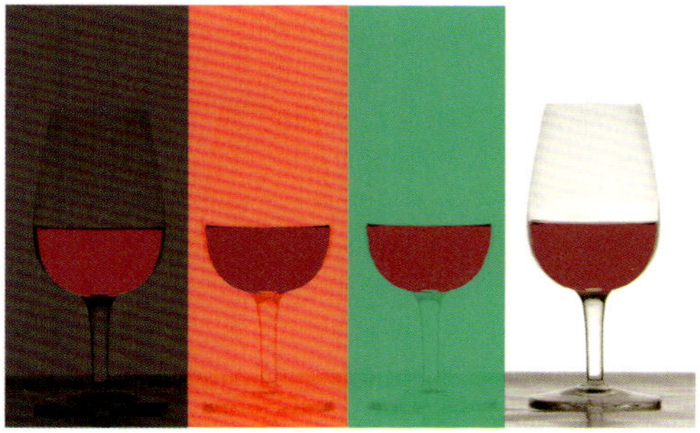

一番美味しそうなワインの色は、どれ?

グラスの中身は、実は全部同じ色。背景色によって感覚が変化し、違う色のように感じます。彩度対比（周囲の彩度差が大きいと、対象色の見え方が変わる）によって、色を再現する脳内視力をきたえます。

Day 28

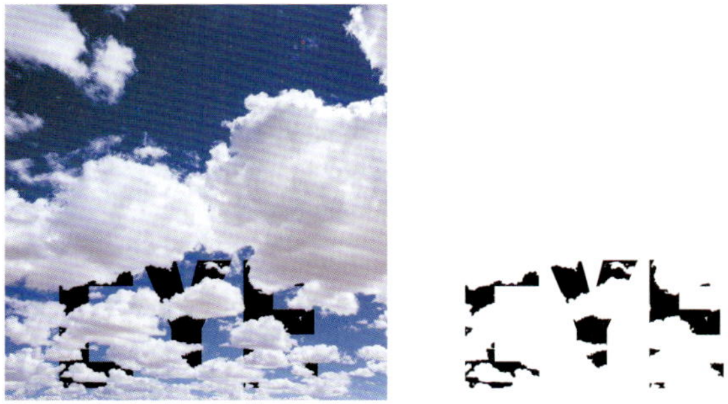

どんな文字が隠れていますか?

右ページの図には、ある文字が隠されています。背景がないと認識できにくいですが、左の写真の雲の中にあると推測しやすい。見えないものを認識できるようにする、脳の補正効果を体験してください。

Day 27

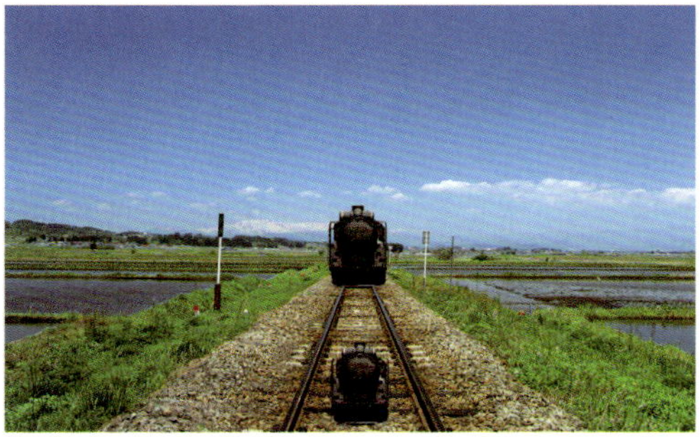

どっちの汽車が大きく見えますか?

同じ大きさのものでも、周囲の環境によって大きさの見え方が左右されるもの。遠くの汽車は本物に見えますが、手前の汽車はおもちゃのよう。田園風景と青い空の対比が、心に安らぎを与えてくれます。

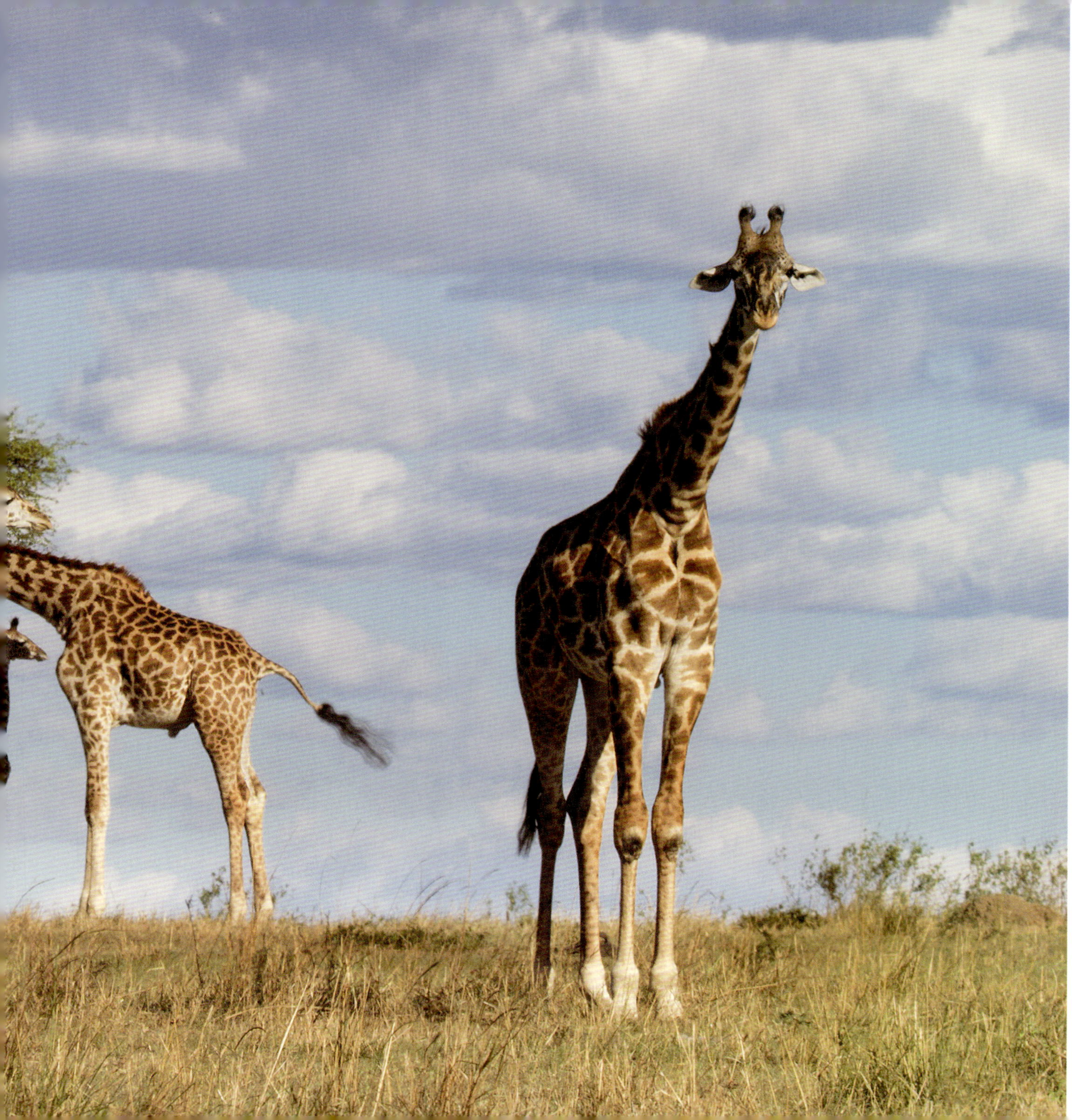

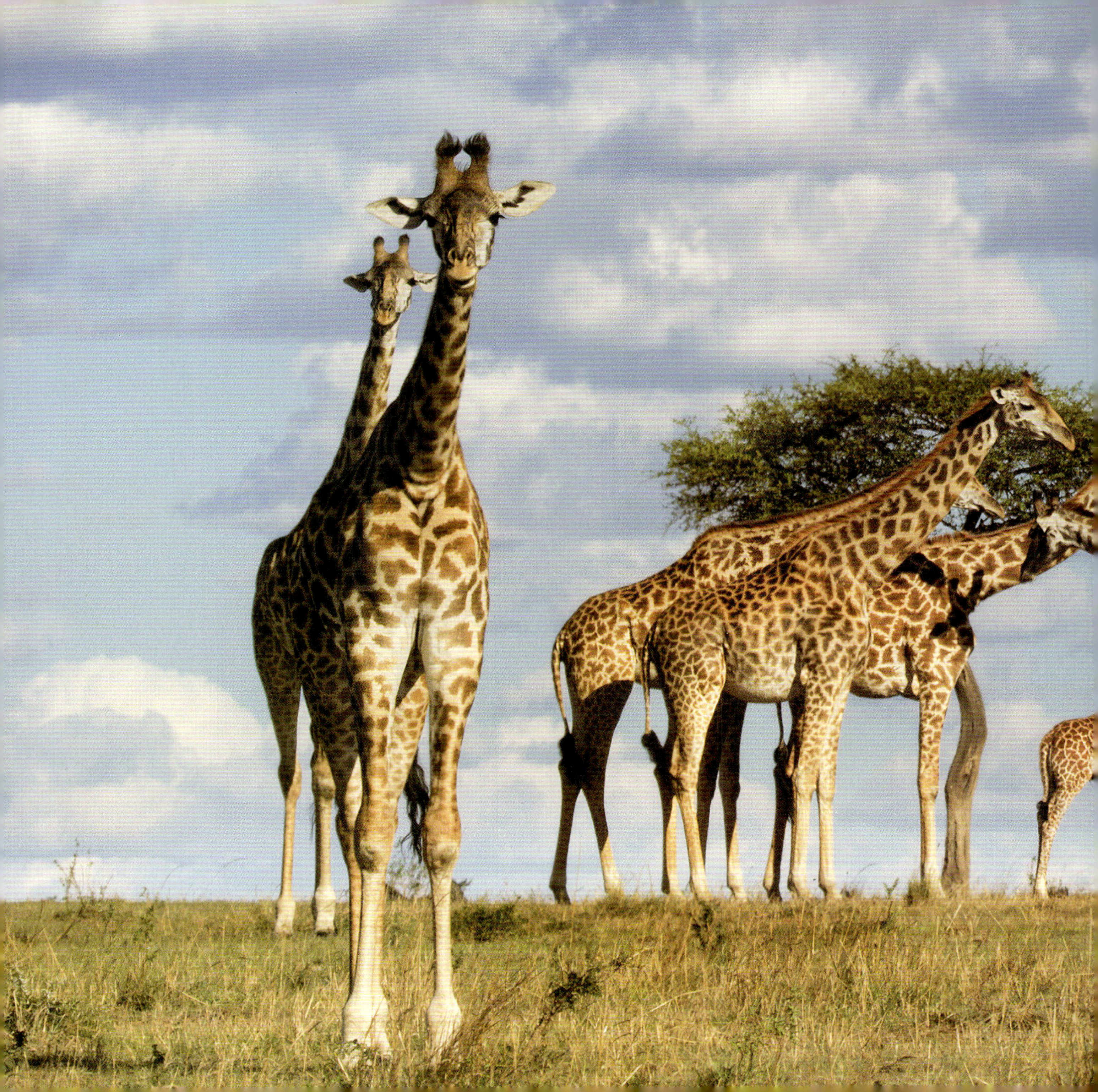

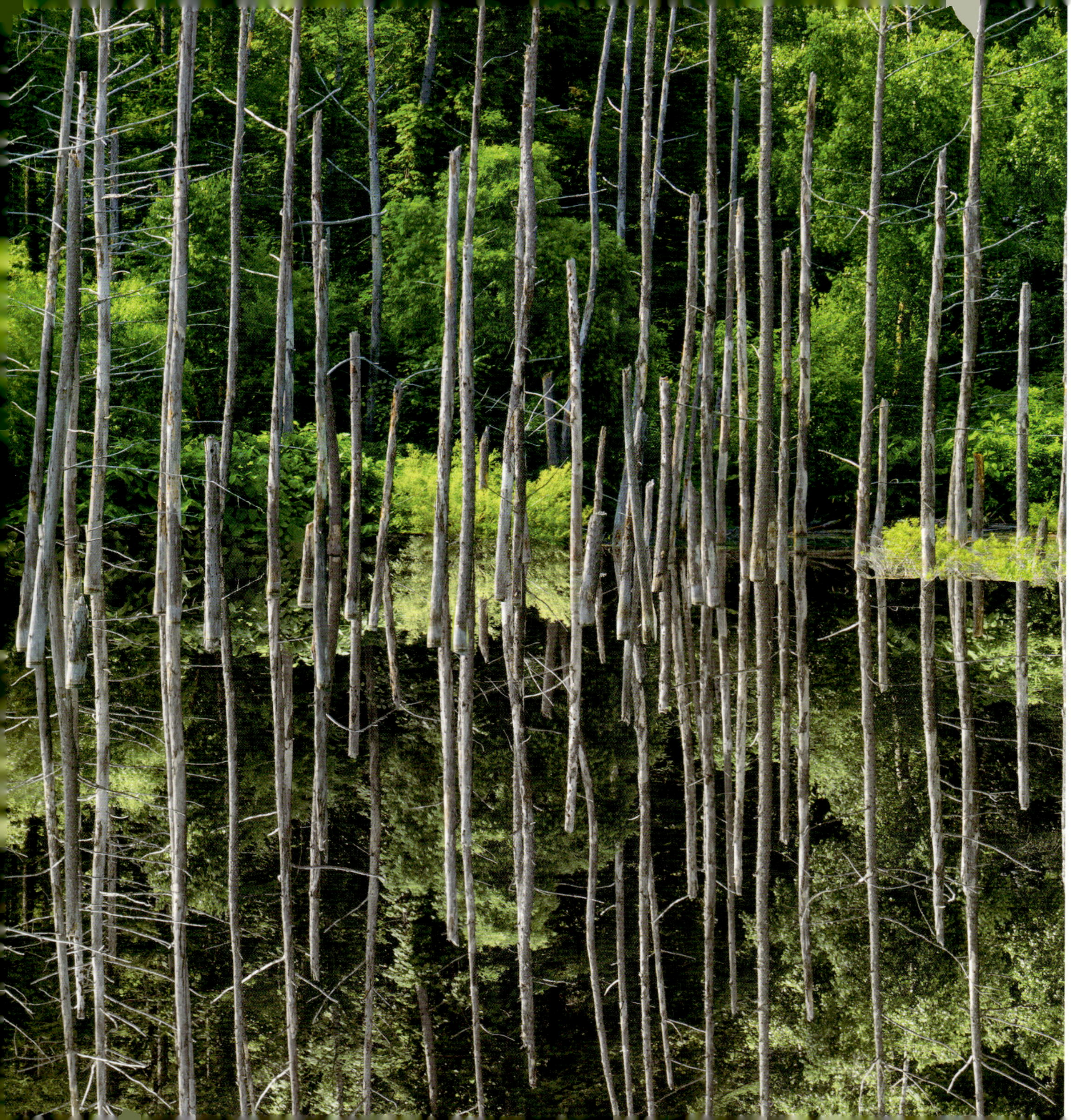

Day 23

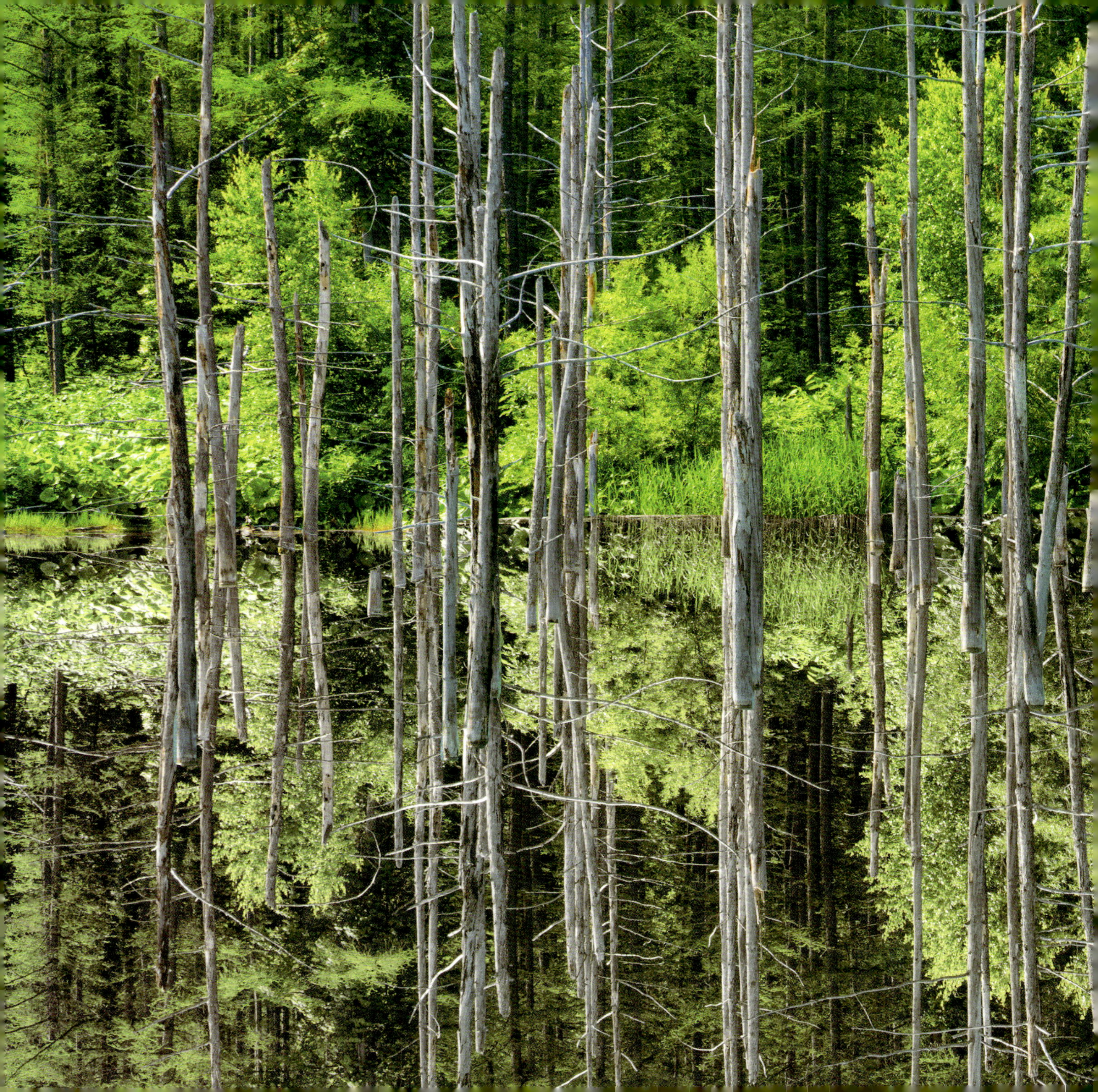

Day 24

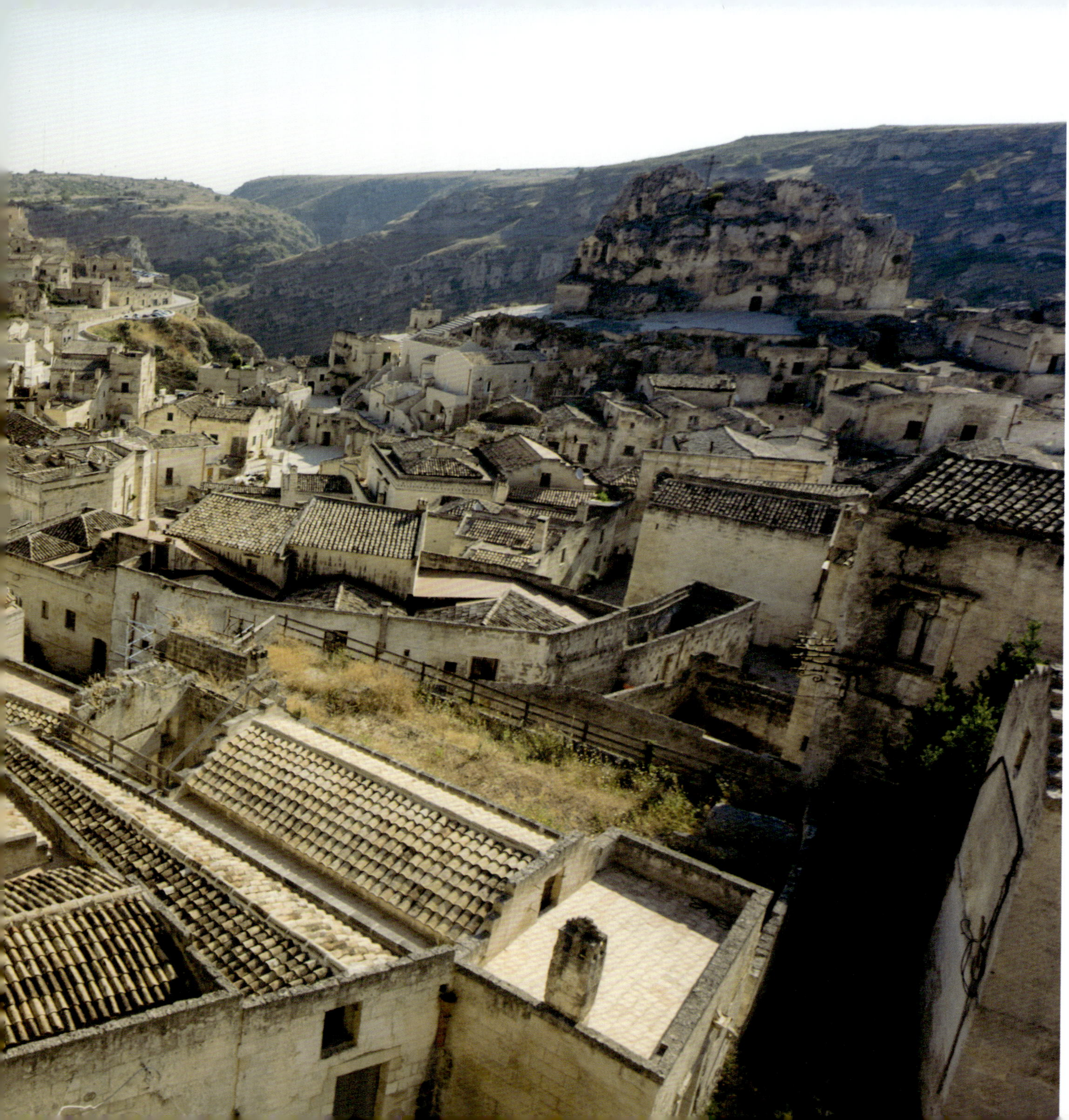

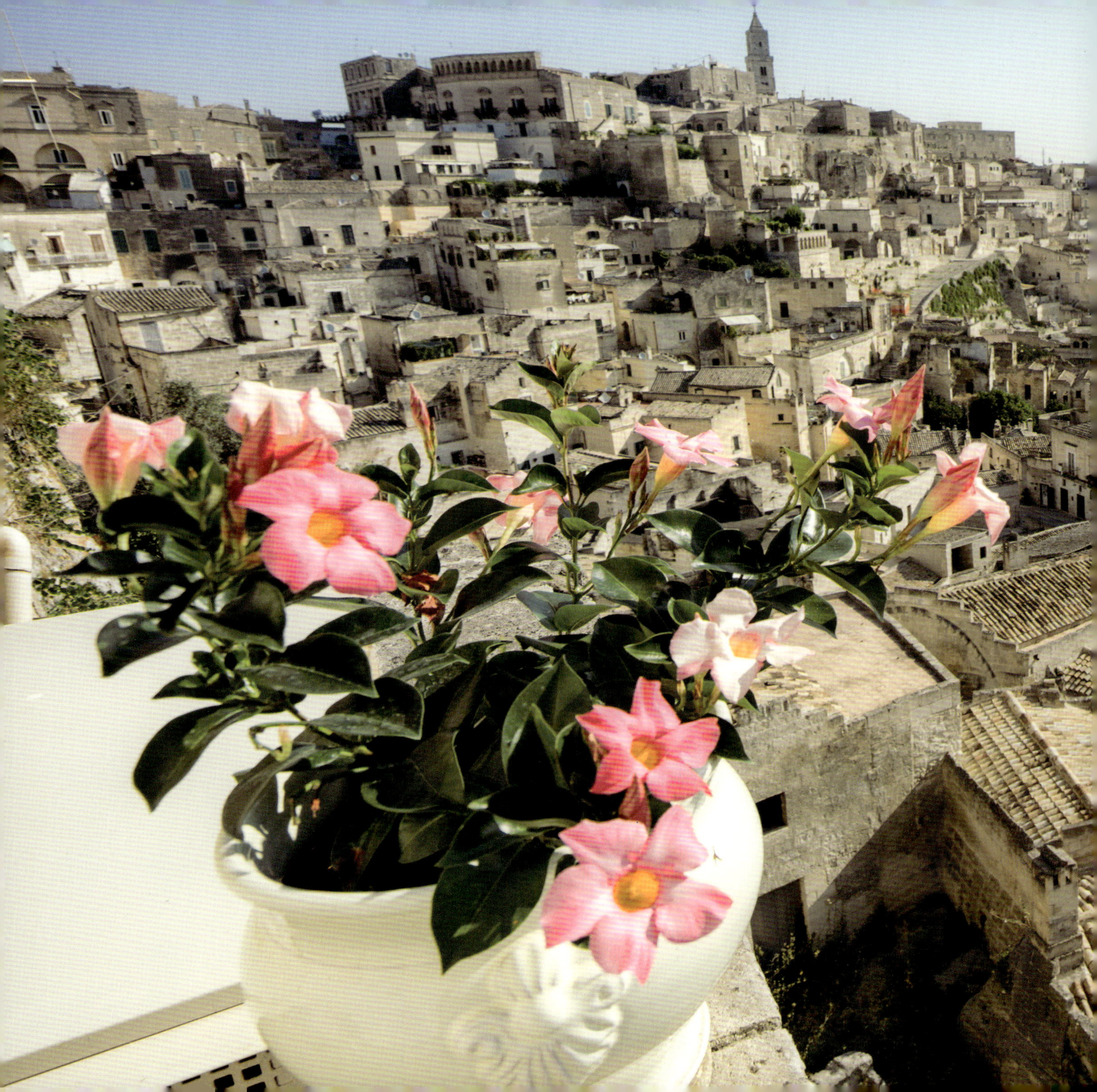

Day 25

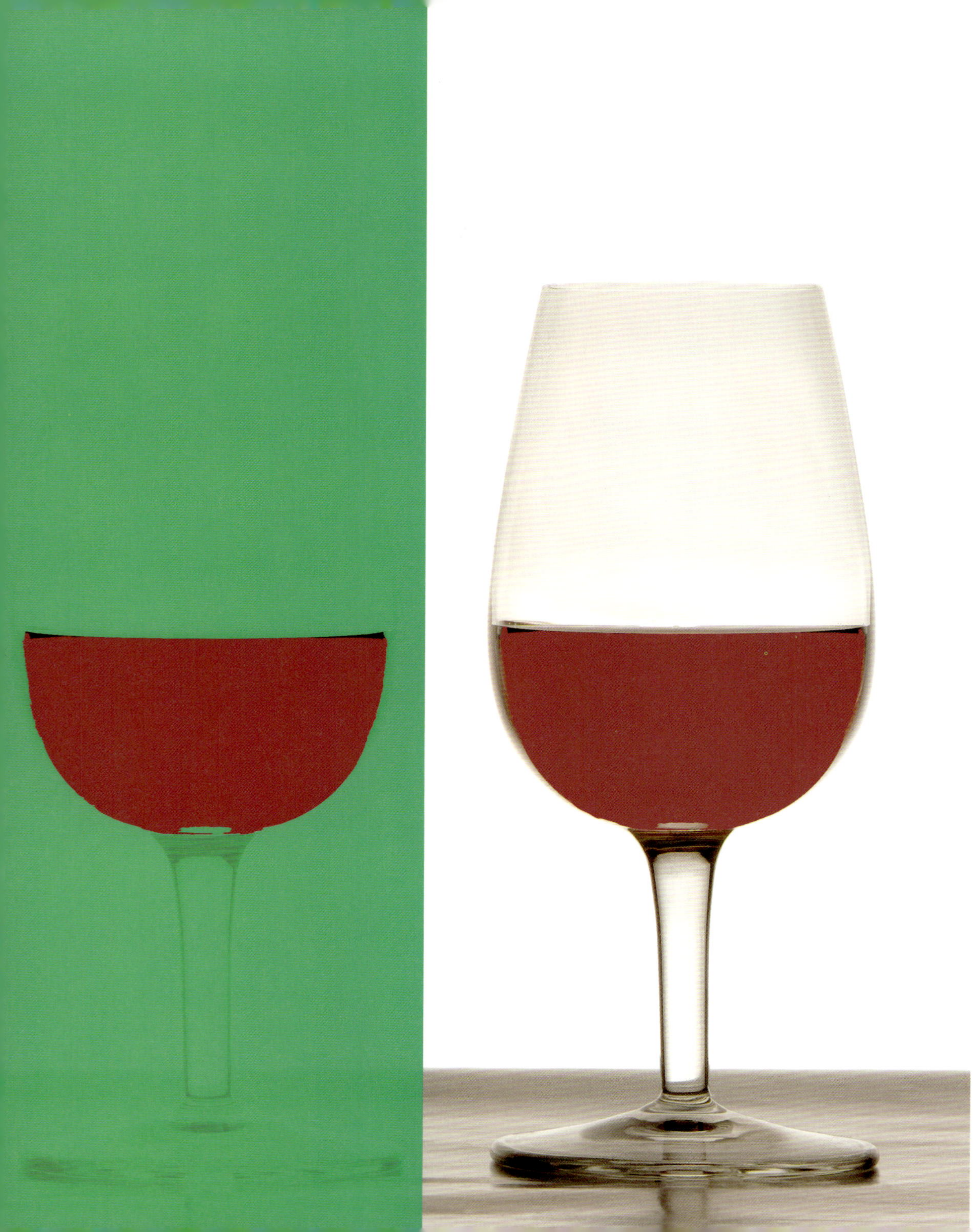

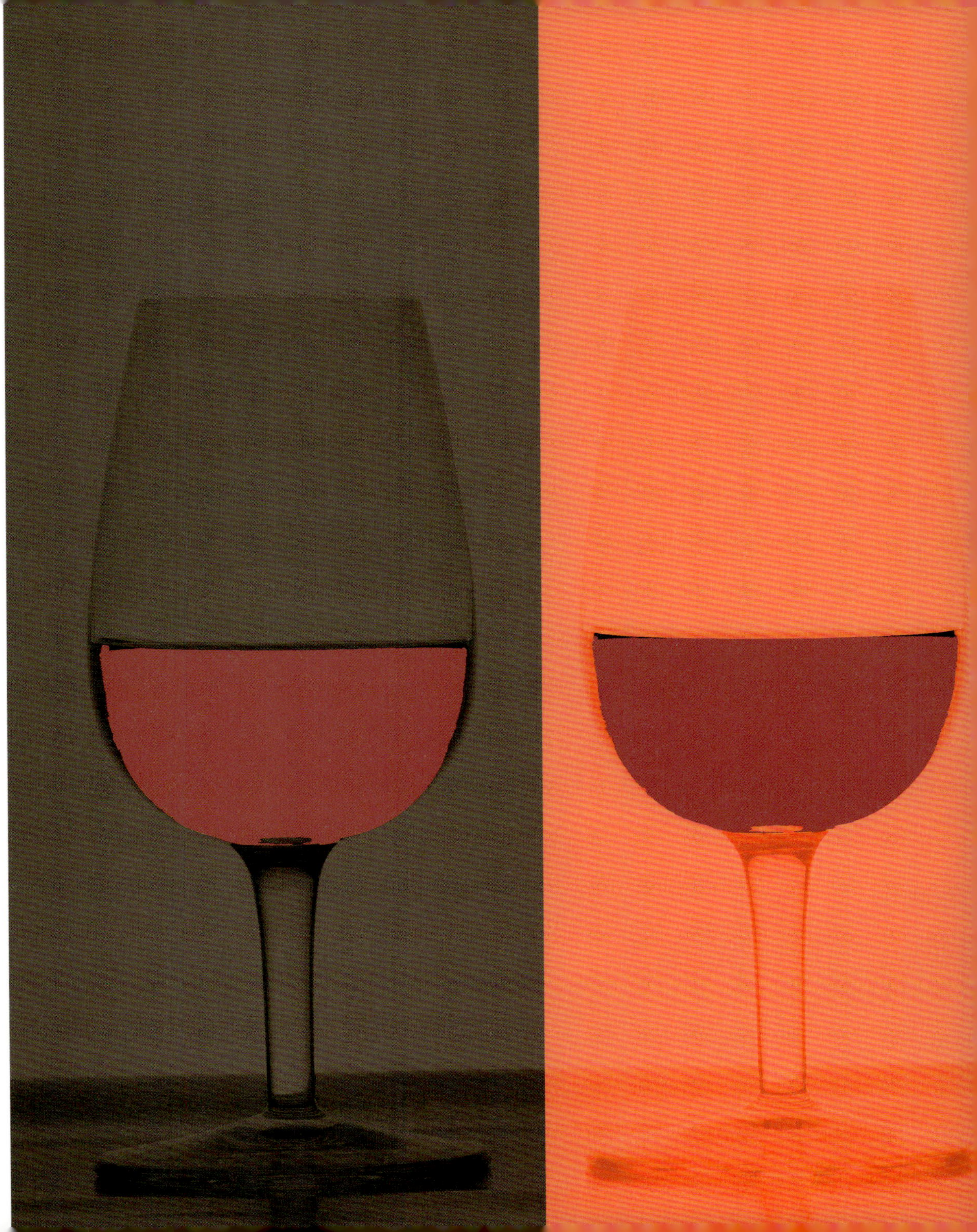

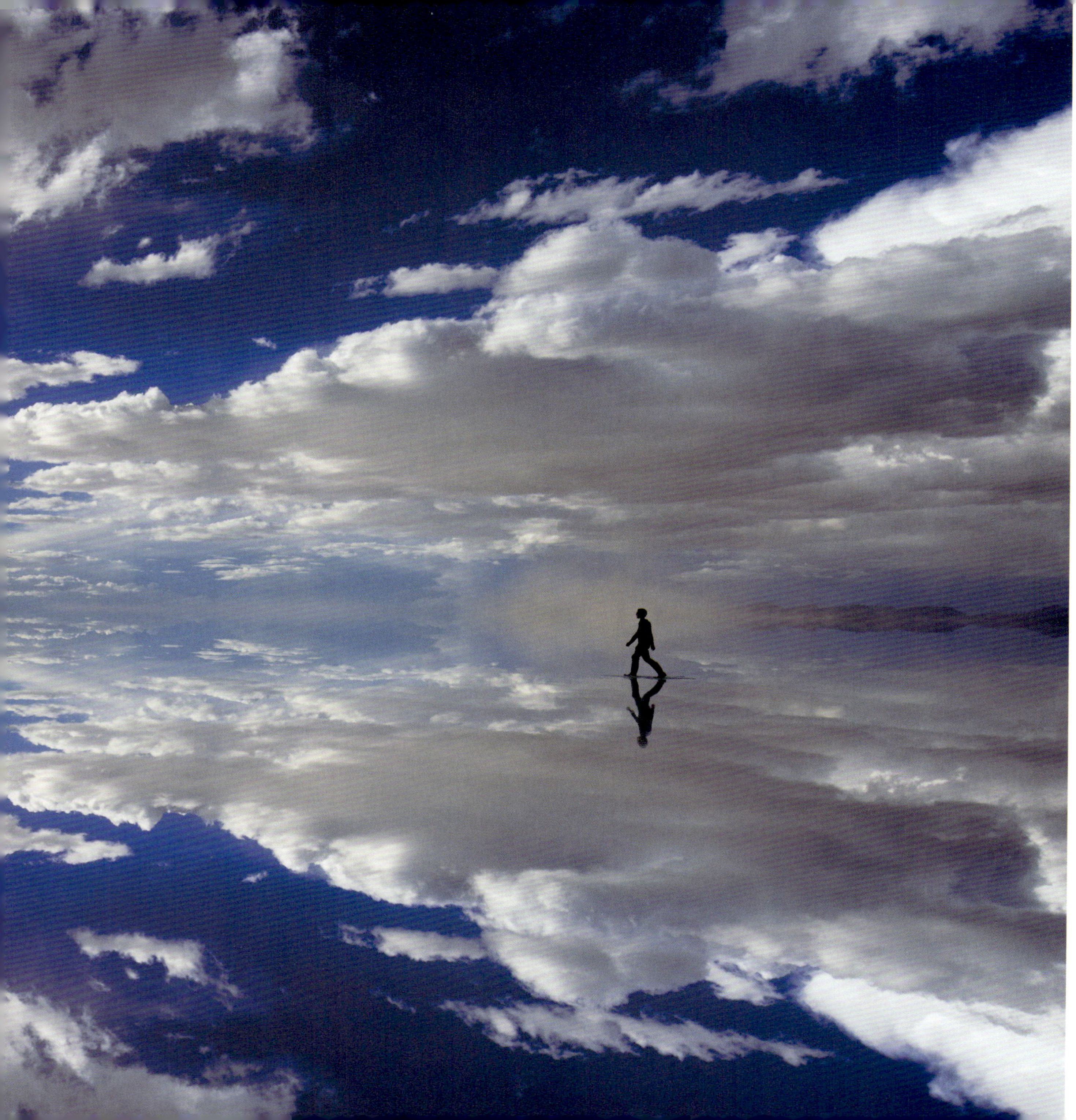

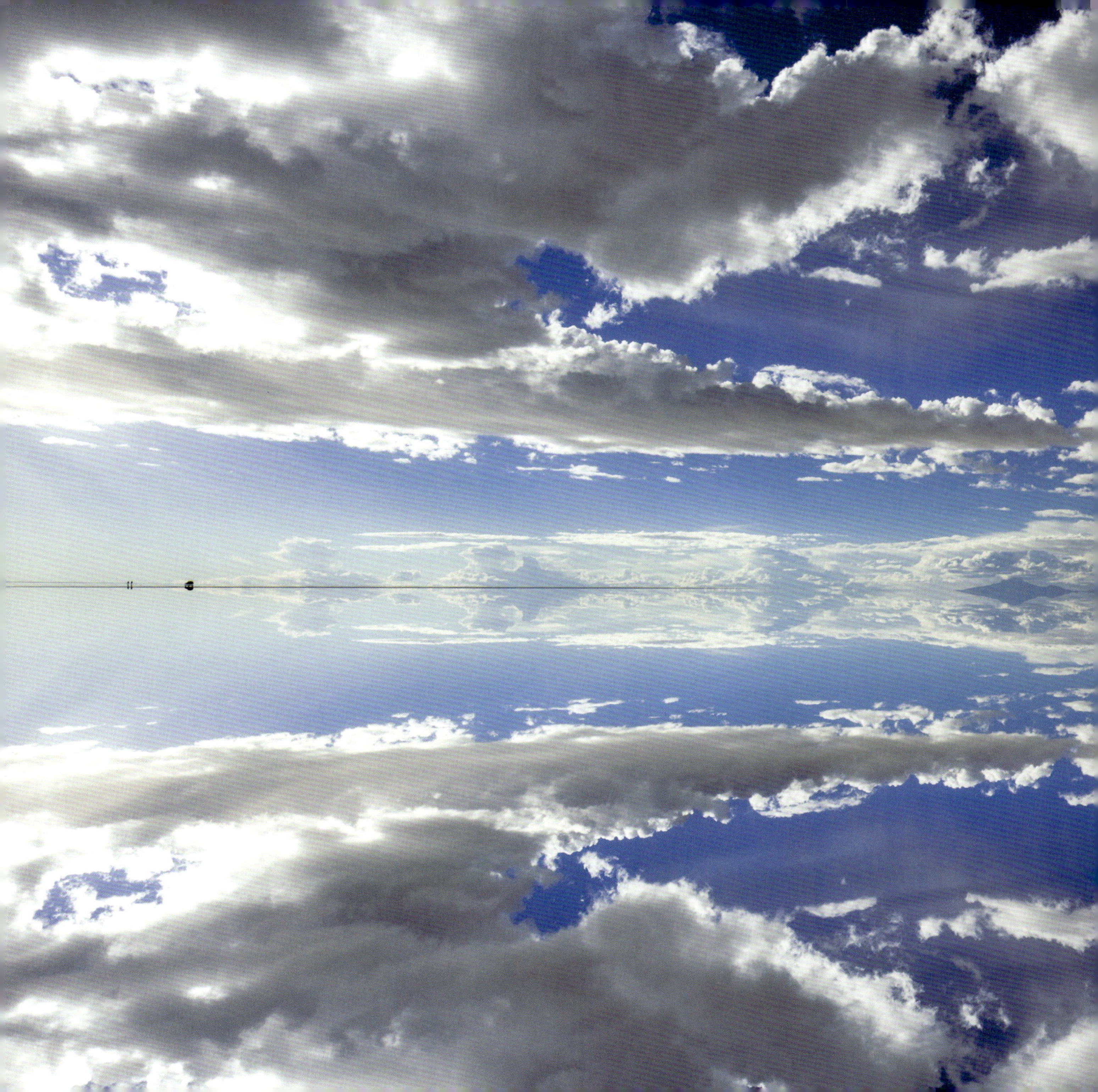

Day 27

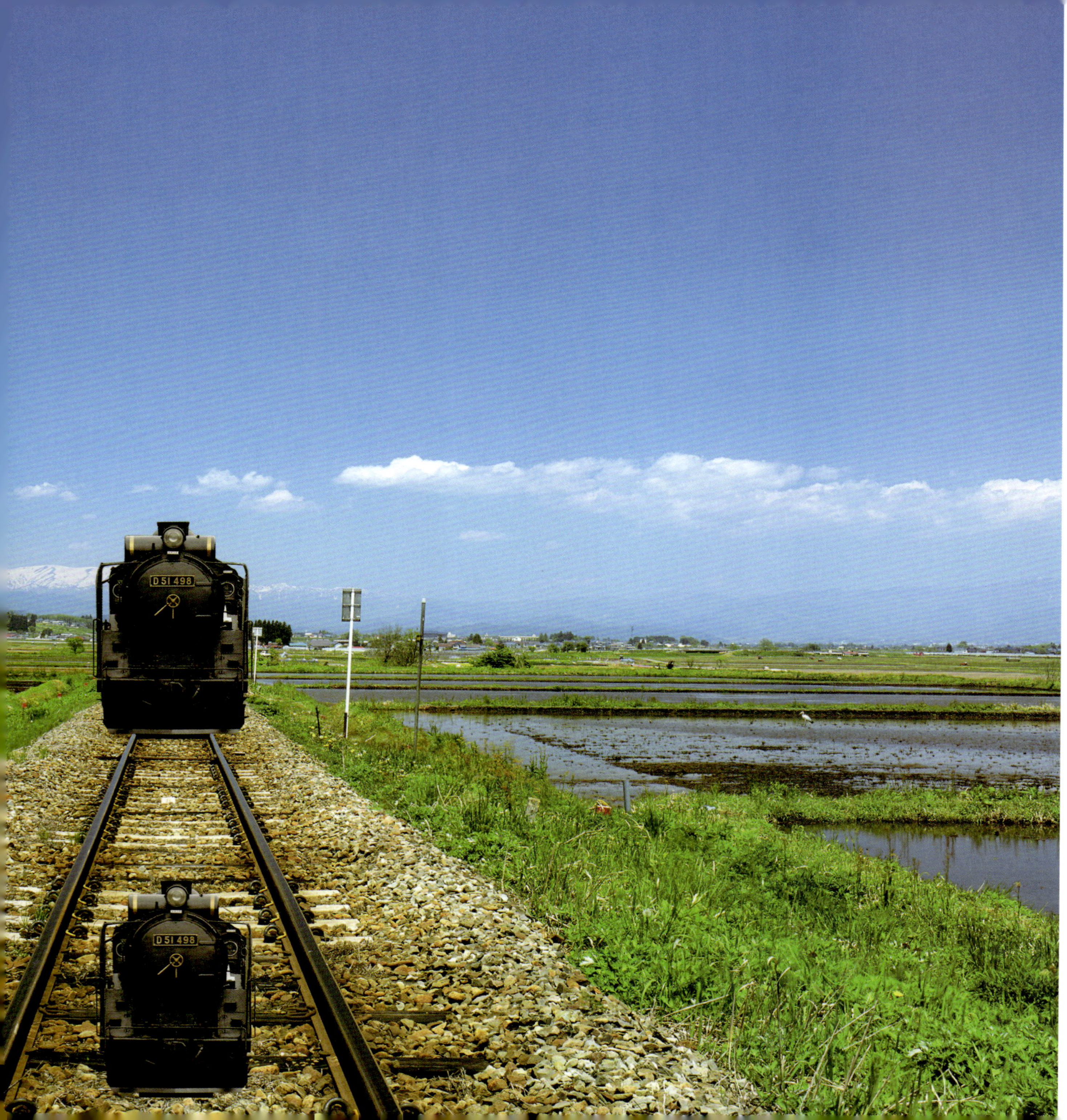

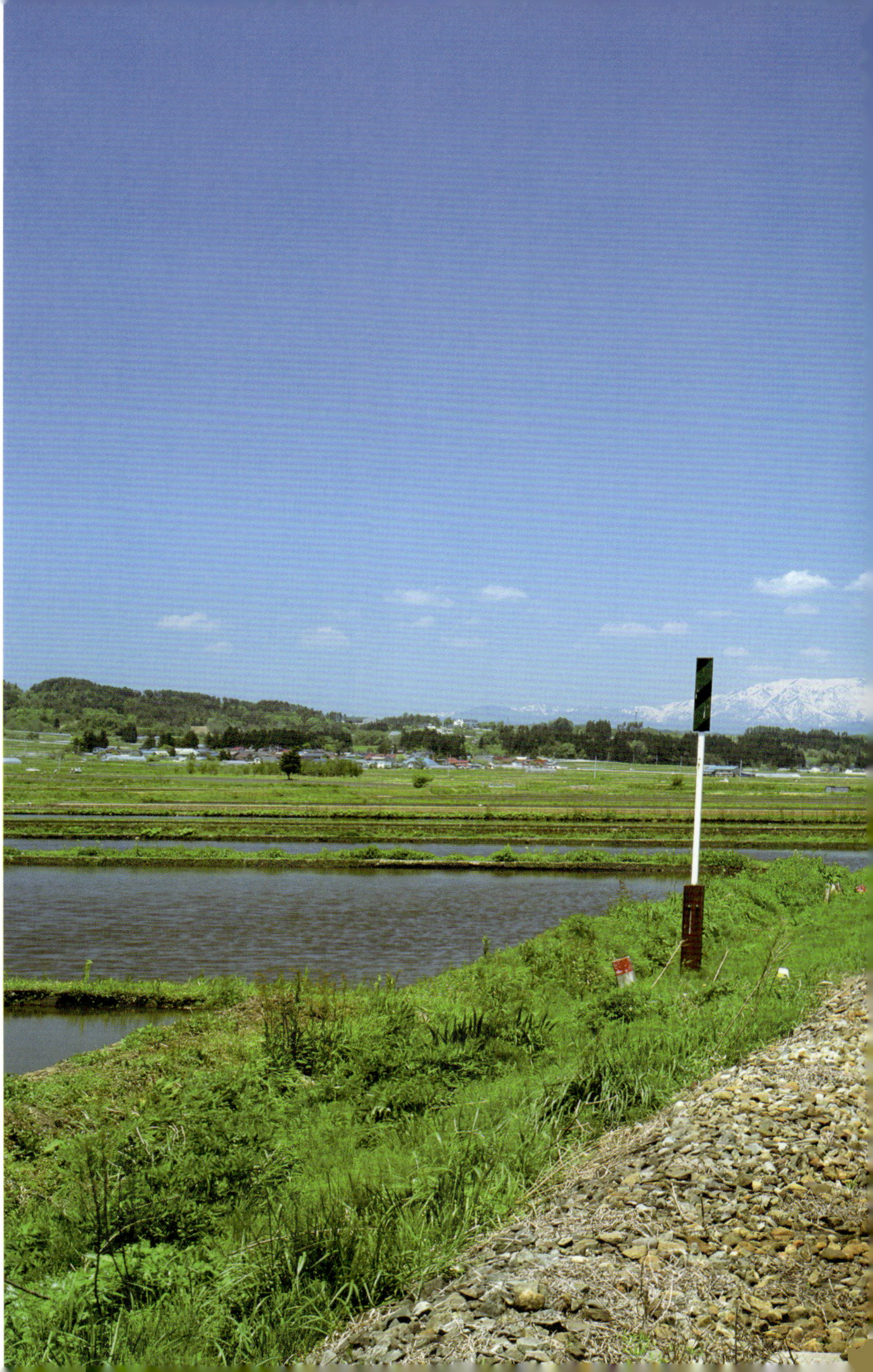

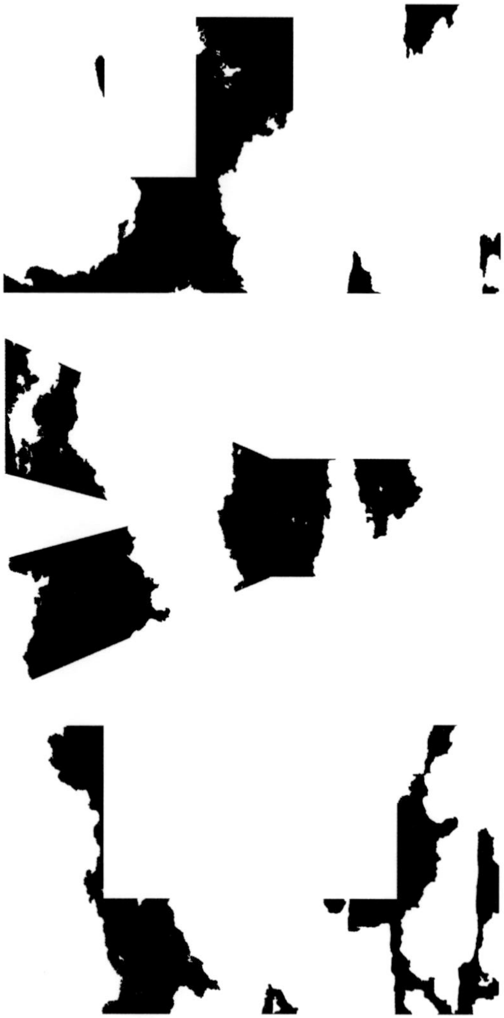

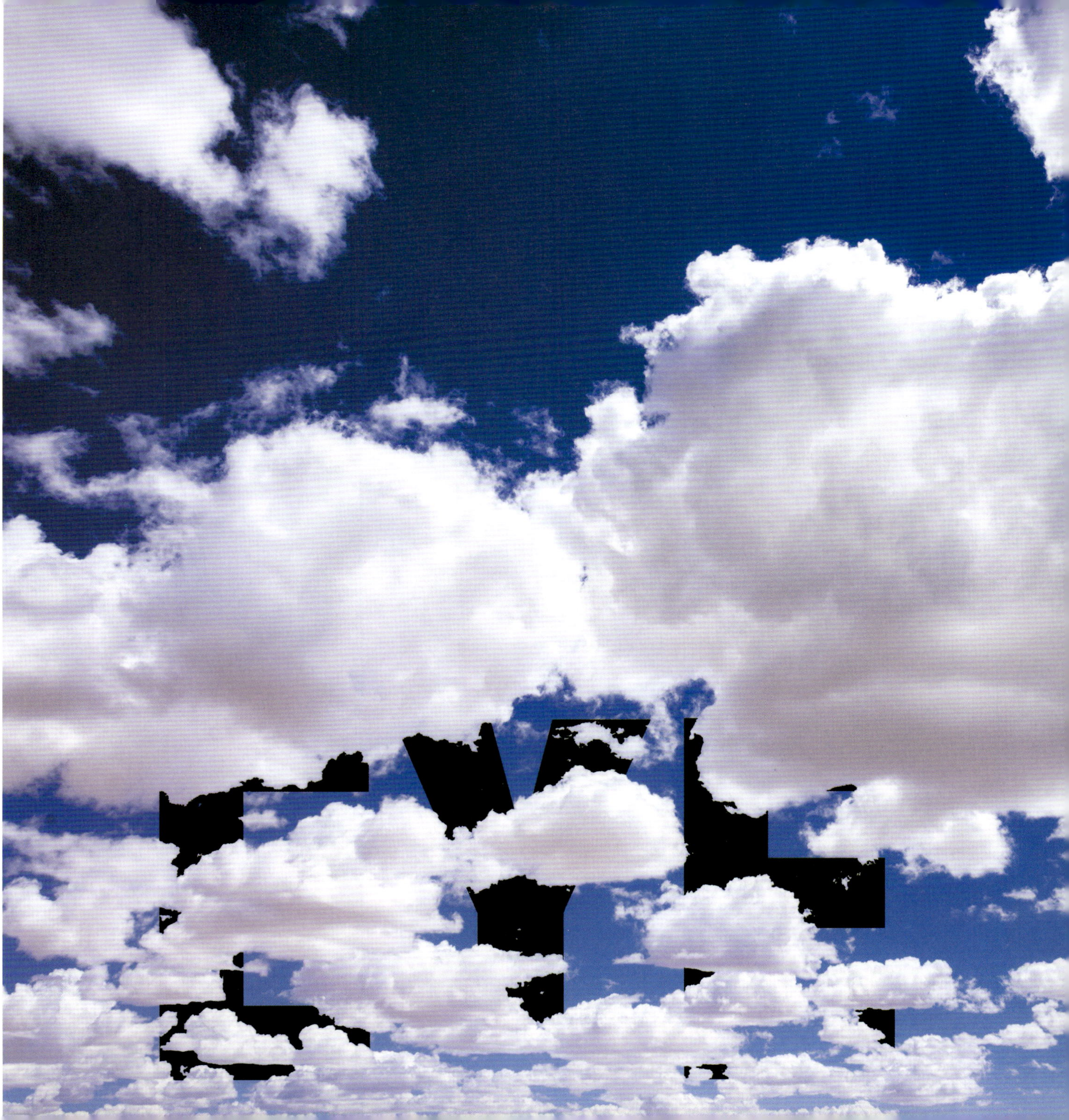

目に効く！ 6つの読む〝眼トレ〟

目の血流をUPさせる効果があるトレーニングやツボ押しなど、知っていると役立つ情報を集めました。写真メソッドとセットでやれば効果倍増！

01

目の不調を改善する
顔の8つのツボとは？

顔には、目にいいツボがたくさん集まっています。これらのツボを押すことで血行が促進され、目の不調が改善されたり、目の周りの血行がよくなることで、目が疲れにくくなるなどの効果があります。さらに、目元のシワが取れる、顔色がよくなるなど、うれしいおまけもついてきます。

ここで注意したいのが、眼球そのものの圧迫は絶対にNGだということ。眼球はとても繊細で精密な感覚器のため、わずかな形状の変化でも視力や見え方に影響を及ぼしたり、病気のリスクを高めることにつながります。あくまで眼球の周囲を押す、というのがポイントです。

左のイラストに示したA〜Hの8つが、目にいいとされるツボです。それぞれの効果もあげてみましたので、気になる症状に効くツボを選んで押してみてください。ツボを刺激することで眼球に酸素と栄養を送り、目の血行を促進するので、プラスアルファの効果が期待できます。

ツボ押しのルール

1 食事の直後は避ける

食事の直後は、消化のために血液が胃に集中します。また、食事で血流が促進されるため、のぼせやすい状態に。食後30分以降に行いましょう。

2 強く押しすぎないで！

痛みを感じるほどの強さでは、かえって逆効果になってしまうことも。指の腹を使って、「イタ気持ちいい」と感じる程度に押しましょう。

3 セルフケア前にやると効果UP

ツボ押しにより目の周りの血行がよくなって、目の筋肉がほぐれやすくなるので遠近トレーニングなどの前におすすめです。

4 ツボ押し後は体を休める

ツボ押しすると血流が促され、のぼせやすくなりますので、すぐに動き回らずに体を休めましょう。直後の運動も避けること。

目にいいツボの位置はココ!

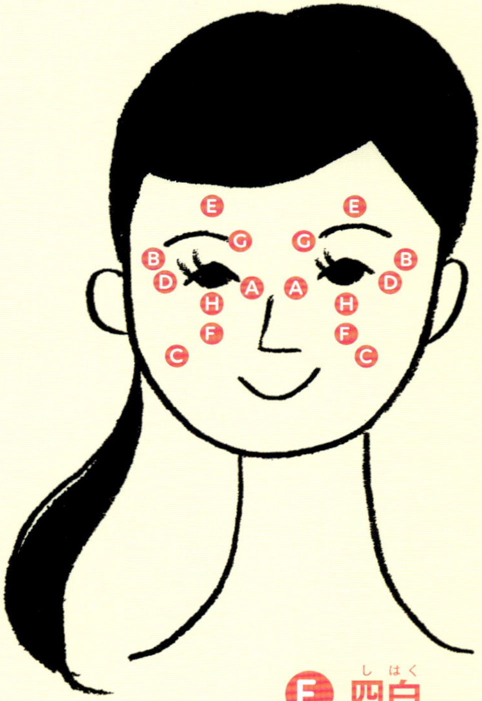

A 晴明《せいめい》

目頭のくぼみ。指で軽く押したとき、鼻の奥に刺激を感じるところ。

〈効果〉

眼精疲労解消、目元のシワ取り

B 太陽《たいよう》

眉尻と目尻の中間から、ややこめかみ寄りのところ。

〈効果〉

眼精疲労解消、かすみ目改善

C 觀髎《けんりょう》

ほお骨の隆起しているところのすぐ下。目尻から真下におろした線と、鼻の穴の高さから水平に伸ばした線とが交差するところ。

〈効果〉

白目の黄ばみ防止、
眼精疲労の解消、目元のシワの予防

D 瞳子髎《どうしりょう》

目尻から親指一本分外側にある、骨のくぼみのところ。

〈効果〉

目元のシワ取り、頭痛改善

E 陽白《ようはく》

黒目の中心の線上で、眉毛から親指一本分ほど上の部分。

〈効果〉

眼精疲労の解消、かすみ目・充血の改善

F 四白《しはく》

黒目の真下にある骨の部分から、やや下のところ。

〈効果〉

眼精疲労の解消、目のけいれん解消

G 攅竹《さんちく》

眉毛の鼻側のはし。親指でさぐると、大きくへこんでいるところ。

〈効果〉

眼精疲労、ドライアイの解消。
頭痛、三叉《さんさ》神経痛を和らげる効果も

H 承泣《しょうきゅう》

黒目の真下にある骨のくぼみの上縁。

〈効果〉

眼精疲労、特に目のかすみの解消。
目の充血にも

02

スキマ時間にカンタンにできる!
目のお手軽セルフケアとは?

　人類の進化の過程では、明日の食糧を得たり、敵から逃れるなど、生き抜いていくために遠くのものを認識することが長らく重要なことでした。その本能はヒトのDNAに深く刻まれています。

　いっぽう、現代人の目は膨大かつ多種多様の情報を処理するために四六時中活動しています。しかしながら、目の動きやピント調節に関しては、まったく真逆で単調になってしまっています。おまけにパソコンなどを凝視する作業で〝まばたき〟まで浅く少なくなっています。

　ここでご紹介するトレーニングは、そんな現代人にぴったりな目の運動。目の筋肉をほぐし、血行をよくして、ピント調節や眼球運動、ドライアイの改善効果があります。

　デスクワークや家事の合間など、ちょっとしたスキマ時間に意識して取り入れましょう。

遠近トレーニング
〈ピント調節力をきたえ、目の筋肉と水晶体を同時にストレッチ〉

1 **片手をまっすぐ伸ばし、親指を立てる。**

2 **親指の爪先(A)を1秒間じっと見る。**

3 **次にあらかじめその親指の3〜5m先に対象物(家具、ペットボトル、ポスターなど)を置いておき、そこ(B)を1秒間じっと見る。**

4 **2と3を30回繰り返す。**

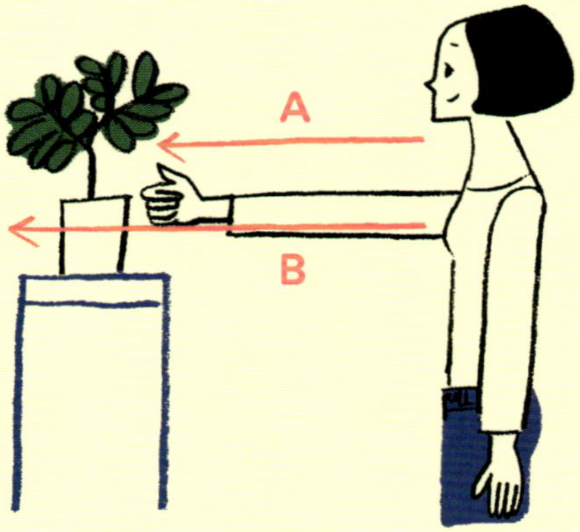

ギュッとしてパッ!

〈目の周囲の筋肉をほぐして、ドライアイや目の下のクマを解消〉

1 2秒間、目を思い切りギュッとつぶる。

2 次に目を思い切りパッと開いて、2秒間そのままキープする。

3 1と2を3〜5回繰り返す。

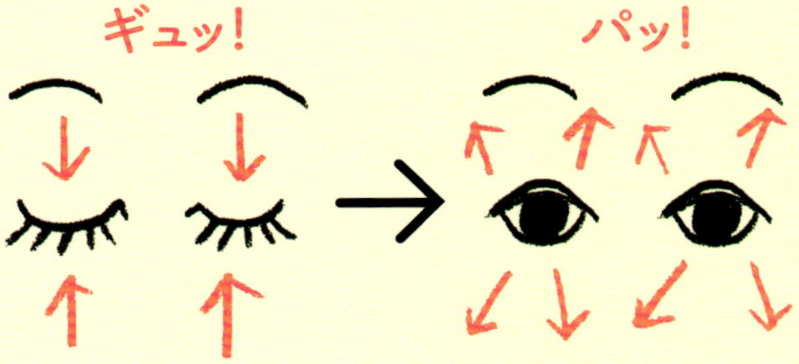

8点グルグルトレーニング

〈眼球の周りについている外眼筋《がいがんきん》を動かして、血行UP&顔色もよく〉

1 左右の黒目を、時計回りに動かす。
上→右斜め上→右→右斜め下→下→左斜め下→左→左斜め上とポイントごとに動かす。
1ポイントごとに止まって1秒ギュッと凝視する。
連続して動かさないように注意。

2 次に反時計回りも同様に、ポイントごとに1秒ずつ止まって凝視を行う。

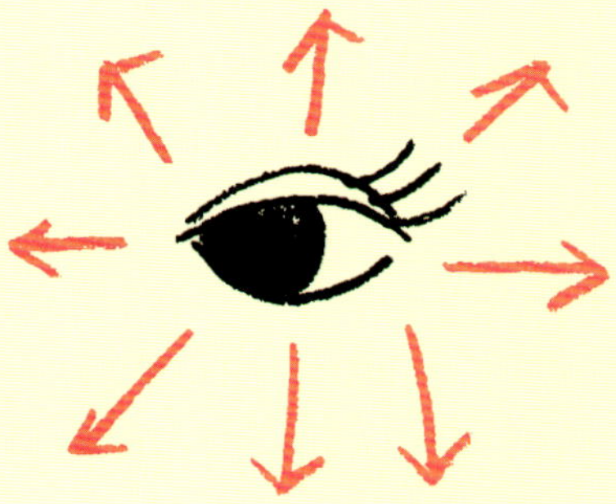

03

涙、足りていますか？
なんで〝まばたき〟が大事なの？

通常、人間は１分間に20回程度のまばたきを無意識のうちに行っています。その役割は、まぶしい光から網膜を守るためや、まぶたの内側にある涙腺で作られた涙を、目全体に広く行き渡らせるため。涙は目にとってとても重要な存在で、眼球を覆う粘膜に潤いを与えて栄養を届けるほか、異物やウイルスをブロックする、粘膜の細かい損傷の修復を助けるなど、たくさんの役割を果たします。

ところが人は集中すると、まばたきの回数が減るものなのです。自動車の運転中は約半分、パソコン作業中は1／3、電車内でスマホゲームをするときには1／4まで減少するといわれています。これは大切な情報を見逃すまいとして、本能的にじっと凝視してしまうから。

このようにまばたきが減ると、目は乾いて無防備な状態になるばかりか、外からの光をなめらかに反射できなくなり、はっきり見えなくなります。涙はレンズの一部なのです。テレビやスマホに夢中になってしまったときは、「意識してまばたきの回数を増やす」「強めにまぶたを閉じて5秒キープ」などの方法で、眼に涙を行き渡らせてドライアイを解消！

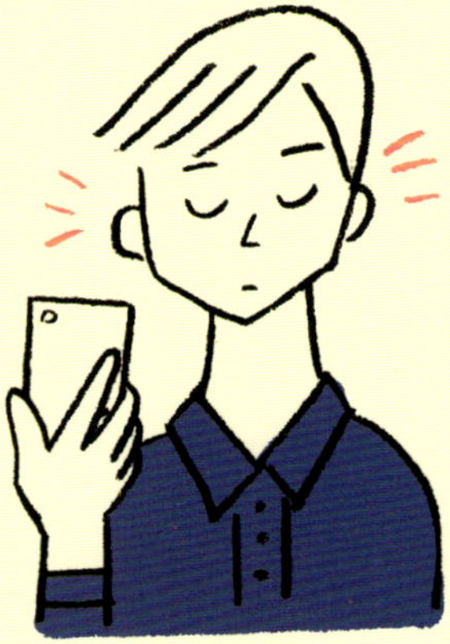

04

うつにつながる怖〜い現代病！

テクノストレス眼症（VDT症候群）にならないためには？

テクノストレス眼症（VDT症候群）のVDTとは、Visual Display Terminalsの略で、パソコンなどのディスプレーを指す言葉です。現代人は仕事でもプライベートでもパソコンやスマホを操作し、長時間モニターを見るのが当たり前の生活になっています。固定した距離で長時間、モニターを見続けると、毛様体筋がピントを合わせるために長い緊張状態を強いられることになり、結果として毛様体筋が疲労してかたくなり、このテクノストレス眼症を発症します。

その症状は多岐にわたり、目が疲れたりかすんだり、目の表面が乾いてドライアイの原因になることも。さらに症状が進むと、集中力が低下したり、首・肩のコリや食欲減退など、体の不調にもつながり、ブルーライトの影響もあってうつなどの精神疾患を引き起こすこともあるのです。

テクノストレス眼症にならないためには、日ごろから目をいたわることがもっとも重要です。パソコン作業の合間に意識して目を休める、眼トレをする、ツボ押しをするなどで、毛様体筋をやさしくケアしてあげましょう。

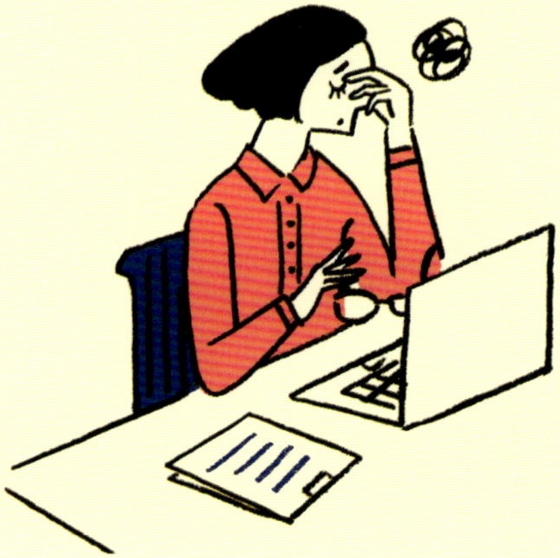

05

猫背が視力の悪化を招くって本当？

　パソコン操作や書類の記入など、手元で行う作業に集中しているとき、目はピントを合わせるために、毛様体筋を緊張させた状態を継続します。この毛様体筋の疲労が蓄積すると、視力の低下を自覚することに。近くのものを見るときは、少なくとも30cmは離すのがよいとされています。それが猫背の人は、正しい姿勢でものを見るときより、ぐっと対象物に近づいてしまうため、視力の低下を招きやすいのです。さらに猫背になると、体が左右どちらかに傾くため、両目が異なる距離でものを見ることになってバランスが崩れたり、眼だけでなく背骨や腰にも負担をかけることになって、体全体に悪影響を及ぼすことになるのです。

　立つときは、耳の穴〜肩の中央〜くるぶしが一直線で結ばれるのが正しい姿勢です。座ってパソコン作業などをする場合は、椅子に深く腰をかけ、背もたれに背中をつけて、背筋を伸ばすようにすると、画面に目が近づきすぎるのを防げます。姿勢をよくするだけで基礎代謝もあがりますし、見た目も堂々として印象もよくなります。正しい姿勢で生活する習慣をつけましょう。

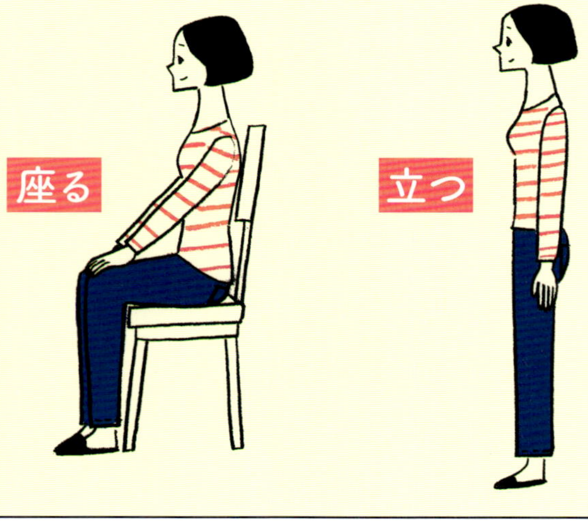

06

薬の飲みすぎが
視力の低下を引き起こす理由とは?

年齢とともに、薬とのお付き合いは親密になっていくものですが、まれに薬の副作用から視力が低下する場合があります。例えばアトピーや湿疹、肌荒れなどの皮膚科の治療薬として用いられることの多いステロイド。炎症を抑えるためには即効性がある薬ですので、眼科で抗炎症剤として処方することがありますし、市販の虫刺され薬などにも一部含まれているものがありますが、副作用として白内障を引き起こすことがあるのです。

同様に、抗生物質の服用による視力低下や目の痛みなどの副作用が報告されており、身近な存在の風邪薬などに含まれる一般的な成分も、そのときの体調や服用期間によっては目に悪い影響を及ぼすことがあります。

気になる症状があったら、すぐに医師に相談しましょう。

また、ドライアイが気になる方にとって、目薬の使いすぎも禁物です。
たとえ添加物の入っていない人口涙液タイプの目薬でも、用法・用量をきちんと守って使用するようにしてください。

こんな薬は要注意!

抗生物質
〈主な効能〉抗菌
〈目への副作用〉視力異常、目の痛み、角膜変色

抗ヒスタミン薬
〈主な効能〉アレルギー症状の緩和、結膜炎
〈目への副作用〉ドライアイ、かすみ目、涙の増加

ステロイド
〈主な効能〉抗炎症、抗アレルギー、免疫抑制
〈目への副作用〉ステロイド緑内障、ステロイド白内障(ともに長期服用の場合)

抗真菌薬
〈主な効能〉抗感染症
〈目への副作用〉視力障害、目のかゆみ

鎮痛剤
〈主な効能〉痛みの緩和
〈目への副作用〉かすみ目・複視・充血や重篤な結膜炎

おわりに

ふだん、私たちは何気なく息をしています。
ものを見ることも同じで、見えていることを
強く意識している人は少ない気がします。
人類史上、過去に類を見ないほどに
目を酷使している現代人。
時代は紙媒体から電子媒体へ移行し、
自ら発光する対象を見つめ続けるのが
当たり前となりました。
しかし、世の中の情報は多種多様化しているものの、
目の動きはますます単調になっています。

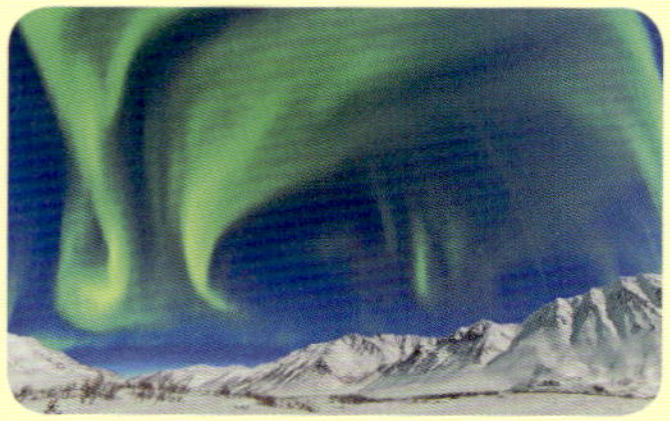

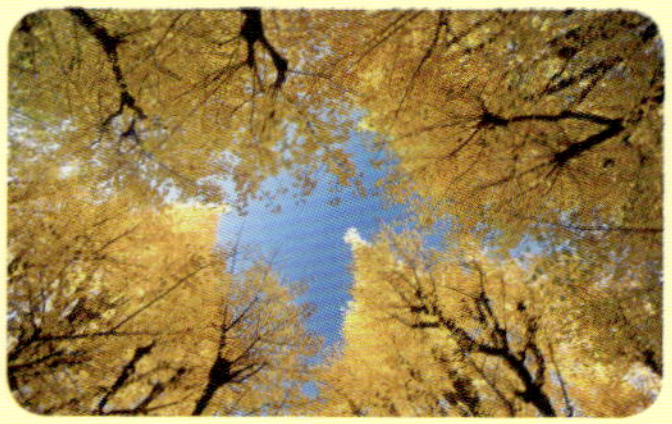

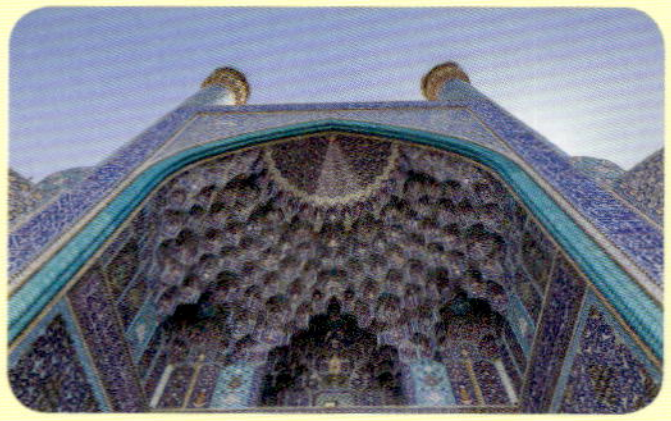

あまりにも急激な環境の変化に、
目は悲鳴をあげているのです。

どんなメソッドもそうですが、大切なのは、
継続して行うということです。

だからカンタンで誰でも気軽に続けられる、
ということにこだわりました。

自分のペースで楽しみながら、
これからもぜひ毎日行なっていってください。
毎日のトレーニングを続けて
あなたの目も生活の質も、
よくしていきましょう。

林田康隆

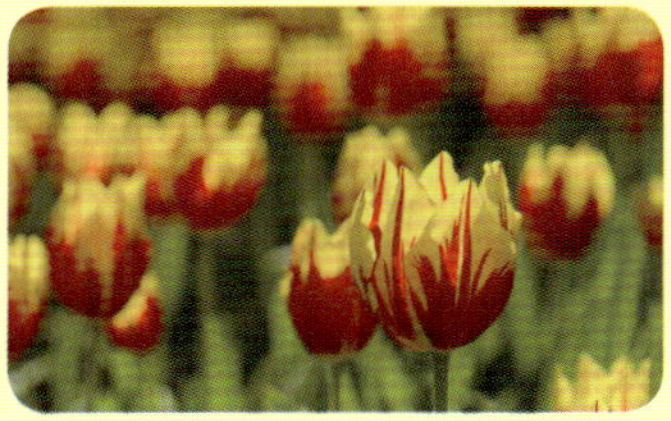
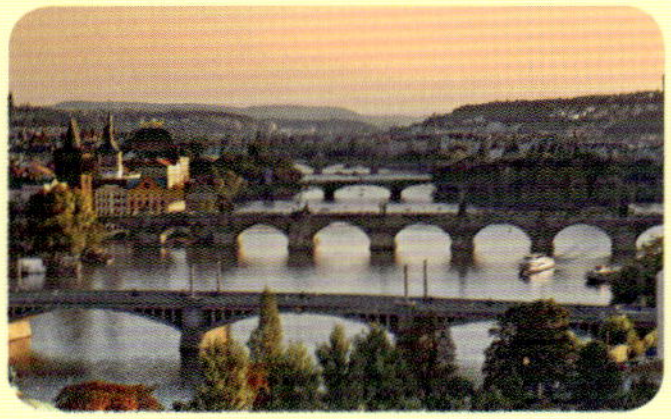
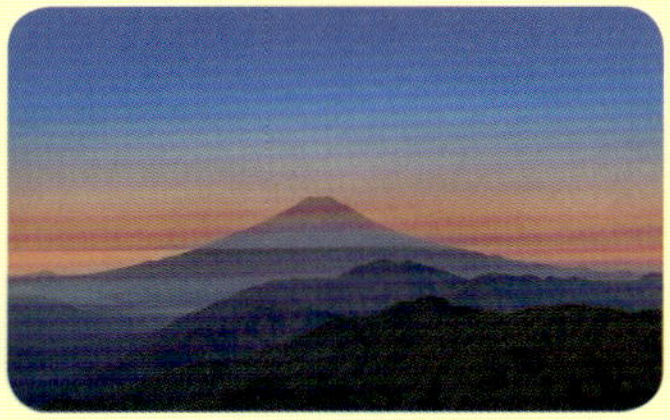

ANSWER メソッドの答え

［第1週］Day 5

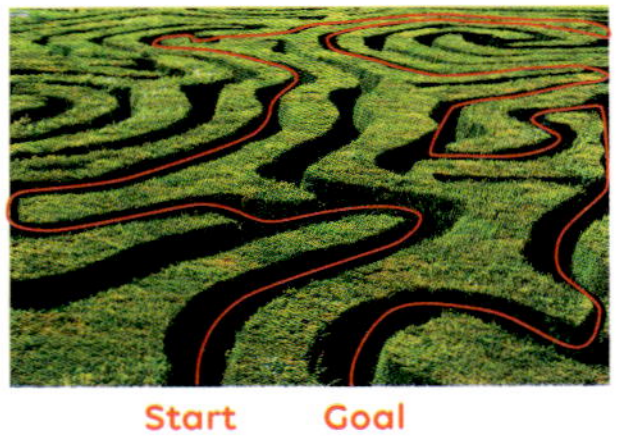

［第1週］Day 7

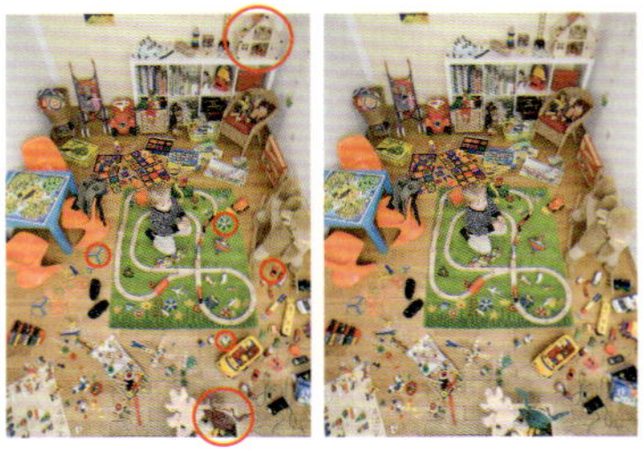

［第2週］Day 9

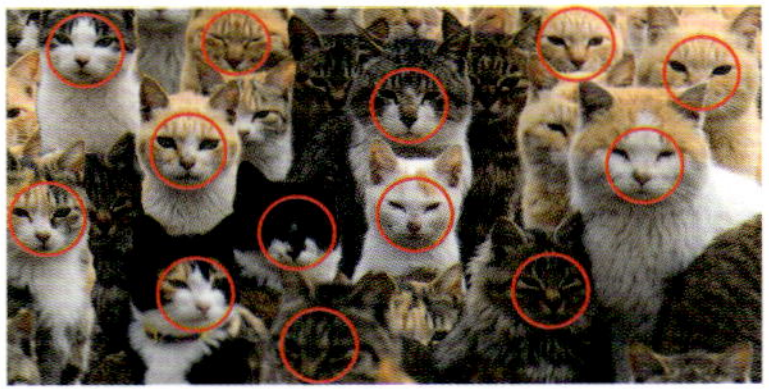

両目が写っている猫は**13匹**

［第2週］Day 12

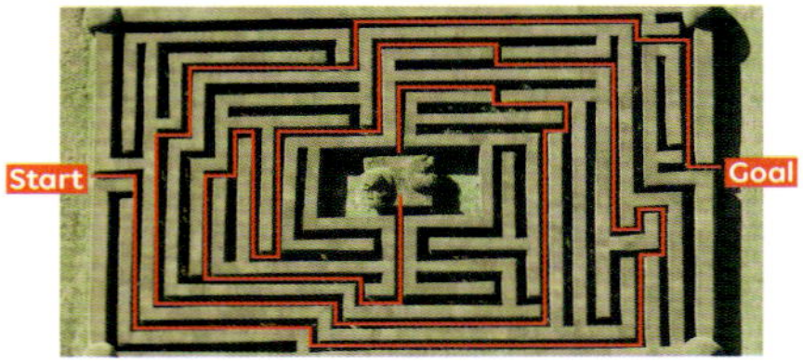

［第2週］Day 13

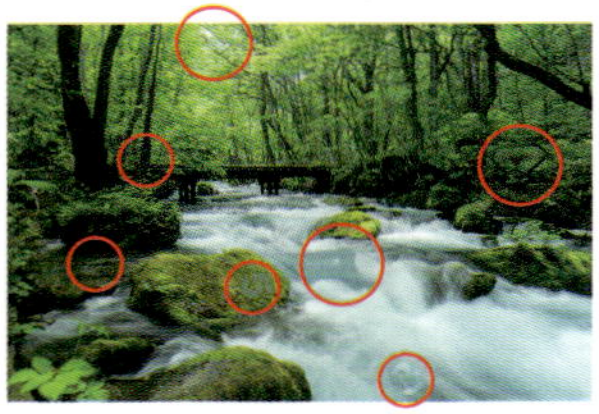

［第3週］Day 16

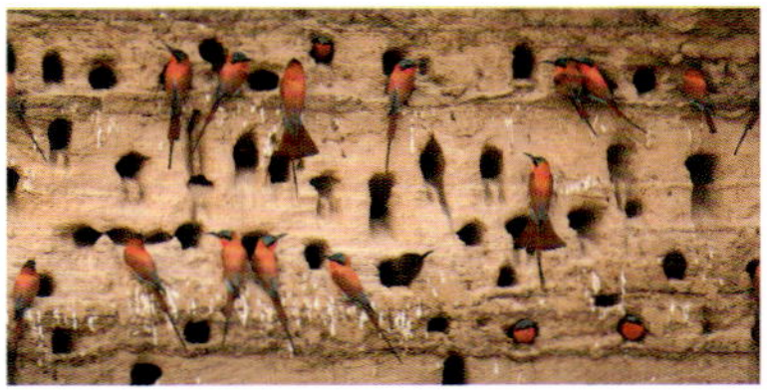

赤い鳥は**17羽**

［第3週］Day 20

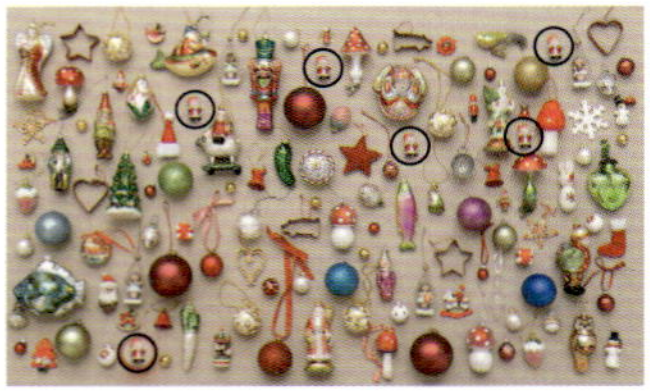

サンタクロースは**6個**

［第4週］Day 22

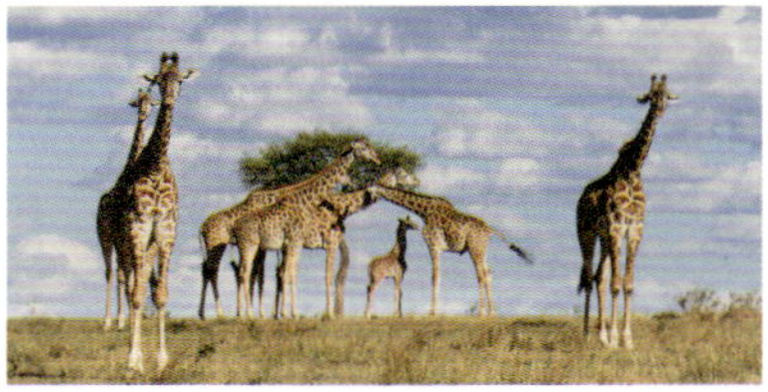

キリンは**8頭**

写真提供：アフロ（John Warburton-Lee、アールクリエイション、SIME、高橋正郎、Blickwinkel、蛯子渉、Alamy、古岩井一正、堀田東、小宮山隆司、三枝輝雄、中村浩二、佐山慶太、野村哲也、高田芳裕、ケイエスティクリエイションズ、ロイター、山形豪、石見一郎、竹林修、KONO KIYOSHI、鶴来雅宏、杉山文英、Cultura Creative、plainpicture、佐山哲男、西田高生）

1日1分見るだけで目がよくなる28のすごい写真

発行日　2017年　3　月　30日　第　1　刷
発行日　2025年　7　月　15日　第58刷

著者　林田康隆

本書プロジェクトチーム

企画・編集統括　柿内尚文
編集担当　小林英史、中村悟志
デザイン　細山田光宣＋鈴木あづさ（細山田デザイン事務所）
カバーイラスト　山内庸資
本文イラスト　オガワナホ
協力　石山沙蘭
南青山アイクリニック東京　http://www.minamiaoyama.or.jp
多田謙吾（鍼灸師・柔道整復師・オフィスセラピスト・株式会社キプラス代表取締役）
写真　川上尚見（16ページ）
編集協力　smile editors（石原輝美、印田友紀）

営業統括　丸山敏生
営業推進　増尾友裕、綱脇愛、桐山敦子、相澤いづみ、寺内未来子
販売促進　池田孝一郎、石井耕平、熊切絵理、菊山清佳、山口瑞穂、吉村寿美子、矢橋寛子、遠藤真知子、森田真紀、氏家和佳子
プロモーション　山田美恵、川上留依、鈴木あい

編集　栗田亘、村上芳子、大住兼正、菊地貴広、福田麻衣、小澤由利子、宮崎由唯
メディア開発　池田剛、中山景、長野太介、入江翔子、志摩晃司
管理部　早坂裕子、生越こずえ、本間美咲
発行人　坂下毅

発行所　株式会社アスコム

〒105-0003
東京都港区西新橋2-23-1　3東洋海事ビル
編集局　TEL：03-5425-6627
営業局　TEL：03-5425-6626　FAX：03-5425-6770

印刷・製本　株式会社光邦

Printed in Japan ISBN 978-4-7762-0944-7

この本の感想をお待ちしています!

感想はこちらからお願いします

https://www.ascom-inc.jp/kanso.html

この本を読んだ感想をぜひお寄せください!
本書へのご意見・ご感想およびその要旨に関しては、
本書の広告などに文面を掲載させていただく場合がございます。

新しい発見と活動のキッカケになる
アスコムの本の魅力をWebで発信してます!

YouTube「アスコムチャンネル」

https://www.youtube.com/c/AscomChannel

動画を見るだけで新たな発見! 文字だけでは伝えきれない
専門家からのメッセージやアスコムの魅力を発信!

Twitter「出版社アスコム」

https://twitter.com/AscomBOOKS

著者の最新情報やアスコムの
お得なキャンペーン情報をつぶやいています!

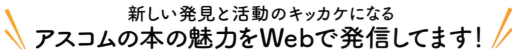